T0224272

Y.M. van Ouwerkerk
S. Terpstra

Hygiëne en infectiepreventie

Onder redactie van :
Y.M. van Ouwerkerk
S. Terpstra

Hygiëne en infectiepreventie

Deze uitgave is verschenen onder auspiciën van de Vereniging voor Hygiëne en Infectiepreventie in de Gezondheidszorg

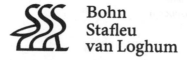

Bohn
Stafleu
van Loghum

Houten, 2016

rste druk, Uitgeverij De Tijdstroom, Utrecht 1990
veede gewijzigde druk, Uitgeverij De Tijdstroom, Utrecht 1995
erde ongewijzigde druk, Elsevier/De Tijdstroom, Utrecht 1997
erde gewijzigde druk, eerste, tweede en derde oplage, Elsevier gezondheidszorg, Maarssen
00, 2004 en 2007
jfde herziene druk, eerste oplage, Elsevier gezondheidszorg, Maarssen 2008
jfde herziene druk, tweede oplage, Reed Business, Amsterdam 2011
esde (ongewijzigde) druk, Bohn Stafleu van Loghum, Houten 2016

SBN 978-90-368-1221-4   ISBN 978-90-368-1222-1 (eBook)
OI 10.1007/978-90-368-1222-1

NUR 870
Omslagontwerp: Cube Vormgeving/Cees Brake, Enschede
Basisontwerp binnenwerk: Mariël Lam bno, 's-Hertogenbosch

Bohn Stafleu van Loghum
Het Spoor 2
Postbus 246
3990 GA Houten

www.bsl.nl

Voorwoord bij de eerste druk

De verhoging van de kwaliteit van de zorg aan patiënten in ziekenhuizen en andere gezondheidszorginstellingen staat steeds meer in de belangstelling. Preventie van infecties kan tot de kwaliteitsverhoging een belangrijke bijdrage leveren.

In de afgelopen decennia zijn steeds meer verpleegkundige specialisaties en verschillende beroepen, zoals fysiotherapeut(e), sterilisatiemedewerker(ster), spelleider(ster), ontstaan. Zij leveren alle een bijdrage aan de verzorging en behandeling van de patiënt. Kennis van infectiepreventie en hygiëne is voor alle medewerkers in de gezondheidszorg van groot belang.

De leerstof hieromtrent wordt nog versnipperd aangeboden en vormt dikwijls een onderdeel van allerlei vakken, bijvoorbeeld ziekteleer, verpleegkunde, infectieleer.

De VHIG (Vereniging voor Hygiëne en Infectiepreventie in de Gezondheidszorg) vond het wenselijk om de leerstof geïntegreerd in één studieboek aan te bieden. De NVL (Nederlandse Vereniging van Laboratoriumartsen) ondersteunde dit initiatief. Voor de totstandkoming van dit boek heeft de VHIG een commissie samengesteld. Deze 'lesstofcommissie' selecteerde de onderwerpen en vond een groot aantal auteurs, elk met grote deskundigheid op het eigen vakgebied, bereid de hoofdstukken te schrijven. Dit studieboek is met name geschreven voor verpleegkundige en paramedische opleidingen op hbo-niveau en vormt daarnaast een uitstekend naslagwerk.

Het doel van dit boek is dat men inzicht krijgt in het hoe en waarom van vele maatregelen ten behoeve van hygiëne en infectiepreventie en dat men deze ook zelf in allerlei verschillende situaties kan toepassen.

Na de inleiding worden in de hoofdstukken 2 tot en met 5 de geschiedenis en de theoretische grondslagen van de infectiepreventie beschreven, zoals de microbiologie, immunologie en epidemiologie. In hoofdstuk 6 wordt uitgebreid ingegaan op het vóórkomen van ziekenhuisinfecties en de risico's die de patiënten lopen voor het krijgen van ziekenhuisinfecties. In de hoofdstukken 7, 8 en 9 wordt de bestrijding en preventie van (ziekenhuis)infecties behandeld. Hierbij worden volgens de nieuwste inzichten de antimicrobiële therapie, het reinigen en desinfecteren en het steriliseren besproken. In de daaropvolgende hoofdstukken wordt de praktijk van de infectiepreventie in het algemeen en ten behoeve van specifieke afdelingen/specialisaties zoals Intensive Care en operatieafdeling behandeld. Er worden geen gedetailleerde richtlijnen en protocollen beschreven. Hiervoor verwijzen wij naar de uitgaven van de Stichting Werkgroep

Infectie Preventie. Als hekkensluiter worden in hoofdstuk 12 de rol van de hygiënist en de taak van de infectiecommissie in een ziekenhuis beschreven.

De VHIG dankt de vele auteurs voor hun grote inzet en bijdrage waardoor dit boek mogelijk werd. Tevens wil de VHIG de commissieleden danken voor hun vele werk.

De VHIG hoopt dat met dit boek in de behoefte wordt voorzien aan gebundeld studiemateriaal op het gebied van infectiepreventie en houdt zich aanbevolen voor suggesties en aanvullingen die kunnen leiden tot verbeteringen.

I.J.M. Sengers
Zaandam, december 1990

Voorwoord bij de vierde druk

In het jaar 2000 bereiken we alweer de vierde druk. Wij zijn verheugd dat dit boek aan een behoefte voldoet. Inmiddels zijn de ontwikkelingen op het gebied van hygiëne en infectiepreventie niet stil blijven staan. Wederom zijn in deze druk de nodige wijzigingen aangebracht. De basisstructuur van het boek is gewijzigd. De theoretische achtergronden van hygiëne en infectiepreventie worden in het eerste deel beschreven. Hierbij wordt ingegaan op de laatste ontwikkelingen in de infectiepreventie, de veroorzakers van infecties, de verspreidingswegen en hoe daaraan weerstand te bieden en de verschillende ziekenhuisinfecties. Het tweede deel richt zich op de praktijk. Hierbij is de besmettingscyclus als uitgangspunt genomen. Maatregelen om infecties te voorkomen zijn altijd gericht op het doorbreken van de besmettingscyclus. In dit deel wordt ingegaan op de meer specifieke maatregelen om micro-organismen te elimineren of te isoleren, om de gastheer te beschermen tegen infecties en besmettingswegen te blokkeren, zoals antimicrobiële therapie, reiniging, desinfectie en sterilisatie. In hoofdstuk 11 in het tweede deel wordt dieper ingegaan op de maatregelen om overdracht van micro-organismen naar medewerkers en patiënten te voorkomen. In het laatste hoofdstuk worden specifieke maatregelen bij verschillende behandel- en zorgprocessen besproken.

Tot slot willen wij de auteurs opnieuw danken voor hun inzet en bijdrage.

Namens de eindredactie en de VHIG,

I.J.M. Sengers
Zaandam, herfst 2000

Voorwoord bij de vijfde druk

Zeven jaar na de vierde druk zijn de ontwikkelingen op het gebied van de hygiëne en infectiepreventie zodanig geweest dat dit een vijfde druk rechtvaardigt.

Zelfs in het internettijdperk is er nog altijd belangstelling voor een boek met veel informatie over basishygiëne en infectiepreventie. Voor de redactie genoeg reden om de diverse auteurs wederom te benaderen het door hen geschreven hoofdstuk te willen aanpassen aan de nieuwste ontwikkelingen en inzichten. Dat dit is geslaagd bewijst deze vijfde druk.

In het boek is aandacht voor de moleculaire diagnostiek, waarbij door middel van PCR-technieken tegenwoordig steeds meer soorten micro-organismen gedetecteerd kunnen worden, waardoor een uitslag snel beschikbaar is. In de microbiële therapie zijn onder druk van de resistentieproblematiek, waardoor veel micro-organismen ongevoelig zijn geworden voor de gangbare antibiotica, nieuwe antibiotica beschikbaar gekomen.

Verder wordt beschreven hoe de werking is van ons immuunsysteem en de rol die het speelt bij een infectie.

Daarnaast is het beleid bij een aantal resistente micro-organismen aangescherpt, hetgeen eerst beperkt leek tot MRSA. Dit komt aan de orde in de tweede helft van dit boek.

Als redactie willen wij de auteurs, onder wie enkele nieuwe, bedanken voor de wijze waarop zij wederom hun medewerking hebben verleend. Zonder hun inzet was dit boek nooit tot stand gekomen.

Y. van Ouwerkerk
S. Terpstra
voorjaar 2008

Inhoud

Deel I Theoretische achtergronden

1   Inleiding

I.J.M. Sengers en Y.M. van Ouwerkerk

Iedere patiënt die opgenomen wordt in een ziekenhuis, loopt kans op het krijgen van een ziekenhuisinfectie.

Verschillende factoren kunnen ertoe bijdragen dat patiënten een ziekenhuisinfectie krijgen. Niet alle ziekenhuisinfecties zijn vermijdbaar. Patiënten hebben door hun ziekte of ten gevolge van de ingreep (bijvoorbeeld door operatie, sonde, drain, katheter) bijna altijd een verminderde weerstand.

Daarnaast ziet men dat door de steeds toenemende medische mogelijkheden enerzijds veel patiënten met een hoge leeftijd en anderzijds steeds jongere patiëntjes (prematuren) opgenomen worden in het ziekenhuis. Ook worden steeds meer geavanceerde invasieve technieken en behandelmethoden toegepast.

De schaduwzijde van deze steeds verdergaande medische ontwikkeling is dat die telkens weer nieuwe risico's schept voor het verkrijgen van een ziekenhuisinfectie, ondanks de vooruitgang in het infectiepreventiebeleid en de beschikbaarheid van antimicrobiële middelen.

Ook in de eenentwintigste eeuw vragen ziekenhuisinfecties onze aandacht. Preventie van ziekenhuisinfecties is een belangrijk aspect van de gegeven zorg in de ziekenhuizen en zou voor ieder ziekenhuis een speerpunt moeten zijn.

Van alle opgenomen patiënten krijgt ongeveer 5-10% een ziekenhuisinfectie. In de afgelopen jaren is in Nederland het onderzoek naar ziekenhuisinfecties geïntensiveerd. In 1990 heeft de Gezondheidsraad aanbevolen om systematisch ziekenhuisinfecties te registreren, wat veel ziekenhuizen ook doen. Ook de Inspectie voor de Gezondheidszorg onderstreept de aandacht voor ziekenhuisinfecties door de registratie van ziekenhuisinfecties in 2004 op te nemen als prestatie-indicator.

In 1996 is het landelijke registratieproject PREZIES (Preventie van Ziekenhuisinfecties door Surveillance) van start gegaan. In het project werken de deelnemende ziekenhuizen, het Kwaliteitsinstituut voor de Gezondheidszorg CBO en het Rijksinstituut voor Volksgezondheid en Milieu (RIVM) nauw met elkaar samen. Voor dit project worden de surveillancegegevens van de deelnemende ziekenhuizen verzameld, waardoor het mogelijk wordt inzicht te krijgen in aantal en typen ziekenhuisinfecties. Tevens kunnen de 'eigen gegevens' gespiegeld worden aan de landelijke gegevens.

Steeds meer ziekenhuizen nemen deel aan een of meer PREZIES-modules. In de periode 2005-2007 heeft 90% van de ziekenhuisorganisaties deelgenomen aan een PREZIES-registratie.

Inmiddels is gebleken dat door een goede registratie van ziekenhuisinfecties en het uitvoeren van interventies aan de hand van de resultaten, het aantal ziekenhuisinfecties met een derde is terug te brengen!

De gevolgen van ziekenhuisinfecties zijn groot, zowel voor de patiënt als voor de maatschappij. Het financiële verlies dat zij met zich meebrengen is moeilijk zichtbaar te maken. Volgens een grove schatting door enkele auteurs, waarbij is uitgegaan van 5% ziekenhuisinfecties en een verlenging van de opnameduur met vijf dagen per infectie, kosten ziekenhuisinfecties in Nederland jaarlijks 150 miljoen euro. Daarbij zijn nog niet de kosten meegenomen die ontstaan als gevolg van gebruik van extra geneesmiddelen, verbandmiddelen, nieuw onderzoek, heroperaties, heropnamen, opnamen in verpleeghuis of revalidatiecentrum, onttrekking aan het arbeidsproces, socialeverzekeringskosten, honoraria specialisten enzovoort. Naast dit financiële verlies zijn de gevolgen van ziekenhuisinfecties voor de patiënt nog veel ingrijpender. Deze gevolgen kunnen variëren van ongemak tot pijn, angst, zich ziek voelen, slechter operatieresultaat, heroperatie en invaliditeit. Zelfs kunnen ziekenhuisinfecties (mede) oorzaak zijn van het overlijden van een patiënt. In de VS heeft men reeds eind jaren zeventig van de vorige eeuw berekeningen gemaakt op grond van een studie (SENIC Pilot Study; Study on the Efficacy of Nosocomial Infection Control Project), waaruit bleek dat bij 0,9% van de overleden patiënten een ziekenhuisinfectie de oorzaak was van het overlijden en dat bij 2,7% een dergelijke infectie mede heeft bijgedragen tot de dood van de patiënt.

In het ziekenhuis liggen veel patiënten met verschillende infecties, veroorzaakt door allerlei ziekteverwekkende micro-organismen. Tegenwoordig zien we dat micro-organismen steeds vaker ongevoelig zijn voor de gebruikte antibiotica (resistentievorming). Dikwijls is dit een gevolg van het veelvuldige antibioticagebruik. Deze resistentievorming van veel micro-organismen vormt een zeer ernstig probleem. Het gevaar van verspreiding van deze resistente micro-organismen binnen het ziekenhuis is een dreigend risico. De behandeling van bepaalde infecties wordt hierdoor moeilijker en er is niet meteen zicht op nieuwe generaties antimicrobiële middelen.

Nieuwe preventieve strategieën moeten worden ontwikkeld. Verder onderzoek naar factoren die het infectiepercentage kunnen beïnvloeden is noodzakelijk. Indien meer over deze factoren bekend is, kan men gericht maatregelen nemen ter voorkoming van infecties. Een minderheid van de ziekenhuisinfecties is thans door rationele preventieve maatregelen te voorkomen. Indien in een ziekenhuis een intensief infectiepreventieprogramma gehanteerd wordt, kan ongeveer een kwart tot een derde van het aantal ziekenhuisinfecties voorkomen worden. De gegevens van de surveillance hebben een signalerende functie. Zo is verder onderzoek nodig als blijkt dat de infectiepercentages afwijken van de landelijke cijfers. Van belang hierbij is om na te gaan of de geldende protocollen bekend zijn en nageleefd worden. Deze protocollen zijn gebaseerd op de landelijke richtlijnen van de Werkgroep Infectie Preventie. Deze richtlijnen worden door de Inspectie voor de Gezondheidszorg gehanteerd als 'professionele standaarden' bij toetsing van ziekenhuizen (brief Borst-Eilers, 1 februari 1995). Ook andere kwaliteitsborginginstrumenten als onderdeel van een totaal kwaliteitsbeleid kunnen een belangrijke bijdrage leveren.

Onderzoek en een intensief infectiepreventiebeleid verleggen voortdurend de grens tussen de infecties die te voorkomen zijn en de niet-vermijdbare infecties. Een goed opgezet infectiepreventieprogramma waaronder een strikte surveillance kan zo een grote rol spelen bij de verbetering van de kwaliteit van de gegeven zorg.

Dit boek beoogt niet alleen een beter begrip bij medewerkers in de gezondheidszorg te bewerkstelligen over het hoe en waarom van de maatregelen ten behoeve van hygiene en infectiepreventie, maar tevens dat medewerkers zelf een actieve bijdrage kunnen leveren aan het infectiepreventiebeleid door verkregen inzicht.

In het eerste deel van het boek worden de theoretische achtergronden beschreven. Hierbij wordt ingegaan op de ontwikkelingen in de infectiepreventie, de veroorzakers van infecties, hoe ze zich verspreiden en hoe we hieraan weerstand bieden. Ten slotte worden de verschillende ziekenhuisinfecties besproken. Het tweede deel richt zich meer op de praktijk. Hierbij wordt ingegaan op de specifieke maatregelen van infectiepreventie. Basale maatregelen die men altijd in acht moet nemen, alsook maatregelen bij specifieke behandel- en zorgprocessen worden besproken.

Als alle medewerkers de infectiepreventiemaatregelen ondersteunen en uitvoeren, kan dit leiden tot een succesvol infectiepreventiebeleid waarmee veel leed bij patiënten voorkomen kan worden.

2 Ontwikkelingen in hygiëne en infectiepreventie

I.J.M. Sengers

2.1 Inleiding

Het woord 'hygiëne' is afkomstig van de Griekse godin Hygeia, de belangrijkste van de vijf dochters van de god Asklepius, de god van de geneeskunst. Zij was de godin van de psychische en fysische gezondheid.

Hygiëne betekent al datgene wat nodig is voor een goede gezondheid. Onder gezondheid wordt verstaan een toestand van optimaal lichamelijk, geestelijk en maatschappelijk welzijn. Zo heeft het woord hygiëne een bredere betekenis dan het woord in ons spraakgebruik aangeeft.

Een belangrijk onderdeel van hygiëne waar de ziekenhuishygiëne zich voornamelijk op richt is het voorkomen van infecties.

In veel geschiedenisboeken wordt verhaald dat in bepaalde tijden en plaatsen de mensen geteisterd werden door besmettelijke ziekten zoals de pest. Ook vroeger wist men dat bepaalde maatregelen nodig waren om infectieziekten zoals de pest of melaatsheid tegen te gaan. Om de verspreiding van de pest te keren, werden in Londen de besmette huizen van een teken voorzien. De bewoners van zo'n huis mochten niet buiten komen. Een ander voorbeeld waren de leprozen in de zeventiende eeuw, die men buiten de stad liet wonen. Deze vormen van 'isolatie' werden toegepast zonder dat bekend was waardoor of hoe de ziekte werd verspreid.

Het duurde lang voordat men begreep hoe infectieziekten ontstonden. Ook nu in de eenentwintigste eeuw zijn infectieziekten niet altijd te voorkomen en staan alleen gerichte isolatiemaatregelen ons ter beschikking om verdere overdracht te voorkomen.

Een aantal inzichten en ontwikkelingen uit het verleden zijn van belang geweest voor de huidige maatregelen ter bestrijding en voorkoming van infectieziekten. Hoewel zeker niet volledig wordt in de volgende paragraaf een aantal van deze ontwikkelingen toegelicht. Daarna wordt beschreven hoe op dit moment de infectiepreventie in met name de ziekenhuizen georganiseerd is.

2.2 Historische ontwikkelingen

C.J. Oostlander-den Dekker en I.J.M. Sengers

Het begrip medische zorg was vóór de Middeleeuwen van weinig betekenis. Pas toen in de Middeleeuwen kloosters en orden opkwamen die het als een van hun taken beschouwden om zieke monniken, reizigers en gasten te verzorgen, ontstonden de zogenaamde gasthuizen, de eerste ziekenhuizen. Het waren vooral de arme mensen die van de ziekenhuizen gebruikmaakten, de rijken werden thuis verzorgd.

Na de Middeleeuwen ging de leiding van de ziekenhuizen over in handen van leken. De periode tussen 1650 en eind negentiende eeuw noemt men 'de donkere tijd van de ziekenverpleging'. In die periode werden de zieken amper verpleegd. Veelvuldig kwam het voor dat verscheidene patiënten samen een bed moesten delen.

Het wassen en baden van zieken werd op een gegeven moment geheel nagelaten. Was het daarvoor nog de gewoonte om de zieke bij opname een reinigingsbad te geven, nu had men de grootste angst voor water gekregen. Voor die tijd baadden hele gezelschappen namelijk gezamenlijk in een bad. Aangezien het water echter nooit werd ververst, werden daardoor allerlei ziekten verspreid en daarvan gaf men de schuld aan het water.

Maar pas in de zeventiende eeuw (1674) zag onze landgenoot *Antoni van Leeuwenhoek* voor het eerst zogenaamde 'diertgens' (bacteriën) in water uit de Berkelse plassen met zijn zelfgeslepen microscoop. Hoewel Van Leeuwenhoek bacteriën kon waarnemen en tal van beschrijvingen hierover naliet, duurde het toch nog tot in de tweede helft van de negentiende eeuw voordat de relatie tussen micro-organismen en ziekte werd gelegd. Na de dood van Van Leeuwenhoek slaagde men er niet in de observaties die Van Leeuwenhoek had gedaan te herhalen, omdat men geen microscopen kon maken van dezelfde kwaliteit als die van Van Leeuwenhoek. Nadat Van Leeuwenhoek zijn 'diertgens' had beschreven, ging men wel nadenken over hun oorsprong. De eeuwenoude strijd over de 'generatio spontanea', die beweerde dat levend materiaal spontaan ontstaat uit dode stof, brandde opnieuw los.

Verliepen de ontwikkelingen na de ontdekking van Van Leeuwenhoek eerst traag, na circa 1850 verlopen de ontwikkelingen snel en vaak vinden ze tegelijkertijd plaats in verschillende landen.

Het waren Louis Pasteur en Robert Koch die ermee begonnen bacteriën experimenteel wetenschappelijk te bestuderen. Zij ontwikkelden methoden en technieken om deze met het blote oog niet waarneembare wezens te bestuderen.

Met behulp van experimenten toonde *Louis Pasteur* (1822-1895) aan dat bacteriën bederf veroorzaken, hetgeen de tot dan aangehangen theorie dat bederf veroorzaakt wordt door 'iets' dat spontaan ontstaat in bijvoorbeeld voedsel, omverwierp.

Bovendien ontdekte Pasteur wat de verwekker was van de ziekte miltvuur. Hierdoor kon er in 1882 een vaccin ter voorkoming van miltvuur bij schapen gemaakt worden. Deze vaccinatie verrichtte Pasteur qua vorm naar het voorbeeld van de koepokenting, ter voorkoming van pokken, die de Engelsman Edward Jenner (1749-1823) ontwikkeld had.

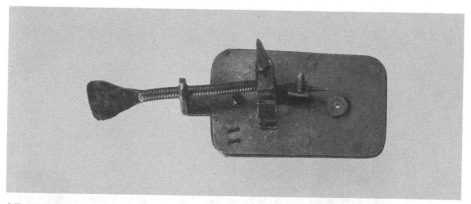

Afbeelding 2.1   Microscoop zoals Antoni van Leeuwenhoek gebruikte. Tussen twee metalen plaatjes is op gelijke hoogte een gaatje aangebracht. Daartussen is een lensje geklemd.
Bron: © Museum Boerhaave, Leiden

Met de bestudering van de ziekte hondsdolheid en de ontwikkeling van het vaccin hiertegen, legde *Pasteur* uiteindelijk in 1885 de wetenschappelijke basis voor vaccinatie.

De Duitse huisarts *Robert Koch* (1843-1910) toonde aan dat koorts veroorzaakt kan worden door de aanwezigheid van ziektekiemen in de patiënt. Hij was de eerste die bloed kweekte en daarna het 'bedorven' bloed bij een proefdier inspoot, om vervolgens uit het bloed van het proefdier verschillende bacteriën te isoleren. Hij legde de basis voor de leer van de infectieziekten.

Hoewel *Ignaz Semmelweiss* (1818-1865) geen kennis had van de theorieën van Pasteur en Koch, was hij wel een van de eersten die een hygiënische maatregel invoerde. Deze Hongaarse vrouwenarts toonde aan dat er verband bestond tussen de kraamvrouwenkoorts en dokters en studenten die tussen sectiekamer en kraamkamer heen en weer liepen. Door een handenwasprocedure in te stellen met een chloorkalkoplossing kwam er een einde aan de massale sterfte van kraamvrouwen in de kliniek waar hij werkzaam was. Toch kreeg hij erg veel tegenwerking en verzet. Zijn erkenning kwam pas veel later.

Ongeveer in dezelfde tijd dat Semmelweiss zijn bevindingen rapporteerde, was *Florence Nightingale* (1820-1910) bezig met een campagne voor meer hygiëne in de ziekenhuizen, veiliger voedsel en schoon water. Een interessant feit was dat zij kennismaakte met William Farr, een statisticus. Samen met Farr analyseerde zij sterftecijfers en doodsoorzaken in militaire ziekenhuizen aan de Krim en kon daarmee aantonen dat het hoge sterftecijfer onder militairen een gevolg was van overbezetting van de ziekenhuizen en besmettelijke ziekten.
Zij publiceerde in haar boek *Notes on Hospitals* sterftecijfers (samengesteld door Farr) in de belangrijkste Engelse ziekenhuizen en daarin deed zij op een gegeven moment

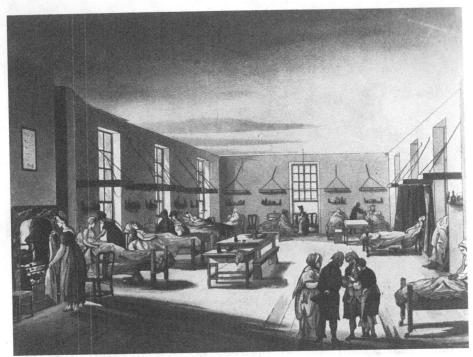

Afbeelding 2.2   Een ziekenzaal omstreeks 1808

de uitspraak: 'In all probability a poor sufferer would have a much better chance of recovery if treated at home.'

De Engelse chirurg *Joseph Lister* (1827-1912) trok uit de theorie van Pasteur de conclusie, dat in de lucht aanwezige kiemen verantwoordelijk zijn voor wondinfecties. Daarom liet Lister in de operatiekamers een carboloplossing verstuiven om de in de lucht aanwezige kiemen te doden. Bovendien behandelde hij de huid van de te opereren patiënten met carbol. Het aantal infecties daalde sterk, vooral bij amputaties. Hierop voortbouwend is langzamerhand de huidige aseptische techniek bij operatieve ingrepen ontwikkeld.

In andere landen nam men Listers ideeën over antisepsis over. Dit had tot gevolg dat er rond 1910 in de meeste Europese universiteitsklinieken bij operaties steriele instrumenten, maskers, handschoenen en schorten gebruikt werden.

Rond de eeuwwisseling waren er ook andere ontwikkelingen gaande in ziekenhuizen die tot gevolg hadden dat de hygiënische situatie verbeterde. Dit kwam onder andere door het invoeren van onderwijs aan medische studenten aan het ziekbed, waardoor bijvoorbeeld de bedstede uit het ziekenhuis verdween. Bovendien werd de ziekenverzorging niet meer aan zaalknechten en zaalmeiden toevertrouwd, maar aan jonge vrouwen uit de gegoede burgerstand, die een opleiding moesten volgen tot 'het behoorlijk verplegen van zieken'.

In 1929 beschreef de Engelsman *Alexander Fleming* (1881-1955) voor het eerst de werking van penicilline. In de jaren dertig van de twintigste eeuw werden de eerste sulfonamiden ontwikkeld. Tijdens de Tweede Wereldoorlog wist men penicilline voor therapeutisch gebruik vrij te maken en werd de aanzet gegeven voor de ontdekking van veel andere antibiotica.

Hierna dacht men infecties de baas te zijn. Infecties kwamen wel voor, maar men kon sepsis en ernstige infecties voorkomen.

In de jaren vijftig echter vormden de vele stafylokokkeninfecties in de ziekenhuizen zowel in Amerika als in Europa een probleem.

Eind jaren vijftig maakten deskundigen zich zorgen om het grote aantal kruisinfecties in de Nederlandse ziekenhuizen. Men stelde commissies in (de latere *infectiecommissie*) en eind jaren zestig, begin zeventig kwamen de eerste *hygiënisten in de ziekenhuizen*. Onderzoek naar ziekenhuisinfecties en kennis hierover is sindsdien gegroeid. Zeer veel aandacht ontstond voor preventieve maatregelen en tal van (technische) vernieuwingen werden doorgevoerd. Zo zijn er nieuwe desinfectantia op de markt gekomen en nieuwe sterilisatiemethoden ontwikkeld. Veel disposable materialen zoals injectienaalden, allerlei soorten katheters en drainagesystemen, zelfs disposable kleding enzovoort werden geïntroduceerd. Deze bleken niet alleen veiliger maar ook kostenbesparend. Landelijke richtlijnen zijn door de Gezondheidsraad en later door de Werkgroep Infectie Preventie ontwikkeld.

Ondanks al deze maatregelen blijven ziekenhuisinfecties zich voordoen. Door de vele medisch-technische vernieuwingen en behandelingen hebben we steeds vaker te maken met patiënten met sterk verminderde afweer. Tevens worden we regelmatig geconfronteerd met een *toenemende resistentieproblematiek van ziekteverwekkers voor antibiotica*.

In de jaren tachtig van de vorige eeuw werden we geconfronteerd met de opkomst van de meticillineresistente *Staphylococcus aureus* (MRSA) die tot epidemieën leidde in de ziekenhuizen. Door het nog steeds toepassen van een zeer stringent isolatiebeleid en contactonderzoek onder personeel en patiënten, is de MRSA nog niet endemisch in de Nederlandse ziekenhuizen en kunnen de epidemieën in ziekenhuizen nog tot staan worden gebracht. Echter bij bepaalde beroepsgroepen in de veterinaire sector, bijvoorbeeld varkensboeren en kalvermesters, komt MRSA regelmatig voor.

Helaas, ook andere resistente bacteriën vormen voor de toekomst een probleem. Beheersing van deze resistentieproblematiek bestaat op dit moment uit het *zeer stringent uitvoeren van de basishygiëne voor alle risicohandelingen*. En een van de belangrijkste infectiepreventiemaatregelen is de handhygiëne, zoals ook bijna anderhalve eeuw geleden Semmelweis ontdekte. Goed handen wassen met water en zeep en/of desinfecteren met een handenalcohol is een eenvoudig uit te voeren oplossing, hoewel in de praktijk blijkt dat dit bij risicohandelingen nog wel eens 'vergeten' wordt.

2.3   Organisatorische en professionele ontwikkelingen

I.J.M. Sengers en R. Vissinga

Zoals eerder vermeld zag men aan het einde van de jaren vijftig de kruisinfecties in de ziekenhuizen als een probleem. Er werden symposia aan gewijd en de Gezondheidsraad stelde rapporten op. Dit resulteerde in richtlijnen en adviezen inzake preventie en bestrijding van ziekenhuisinfecties. In 1977 werd door de Geneeskundige Hoofd Inspectie (GHI) naar alle directies van Nederlandse ziekenhuizen een schrijven gestuurd, waarin met nadruk geadviseerd werd om tot de instelling van infectiecommissies en aanstelling van een ziekenhuishygiënist over te gaan.

Tevens heeft dit alles er uiteindelijk toe geleid dat in het besluit 'Eisen voor Erkenning Ziekenhuizen 1984' aandacht wordt geschonken aan hygiëne. Een citaat uit de erkenningbeschikking gepubliceerd in de *Staatscourant* van 29 november 1984: 'het ziekenhuis draagt ervoor zorg dat een actief beleid wordt gevoerd ten aanzien van hygiëne en ten aanzien van de preventie, opsporing en bestrijding van ziekenhuisinfecties'.

De doelstelling van de *infectiecommissie* is het beleidsmatig bevorderen van de preventie en de bestrijding van infecties in het ziekenhuis. De infectiecommissie kan gevraagd of ongevraagd advies geven aan de directie en aan de medische staf inzake infectiepreventie. De directie kan dit advies overnemen en bekrachtigen.

Het formeren van alleen infectiecommissies bleek in de praktijk weinig effect te sorteren. Veelal ontbrak de aansluiting met de praktijk, de begeleiding en toetsing van veranderprocedures.

In 1968 vingen in Nederland de eerste vier *ziekenhuishygiënisten* hun werk aan.

In de jaren zeventig werkten reeds enkele tientallen verpleegkundigen en bacteriologisch analisten als ziekenhuishygiënist.

Onder invloed van de ontwikkelingen en de veranderende inzichten op het gebied van de infectiepreventie onderging ook het takenpakket van de hygiënist de laatste jaren grote veranderingen. Men wisselde onderling ervaringen uit en onderzoeksresultaten van andere ziekenhuizen konden gebruikt worden. Internationaal kwam er meer kennis ten aanzien van de epidemiologie van ziekenhuisinfecties. Een groot deel van de hygiënisten heeft de opleiding Ziekenhuishygiëne gevolgd. Mede hierdoor heeft het beroep zich geprofessionaliseerd.

De hygiënist van vroeger, die de omgeving en de medewerkers regelmatig op pathogene micro-organismen onderzocht en zijn bevindingen rapporteerde aan de infectiecommissie, is verdwenen.

De hygiënist van nu besteedt als staffunctionaris in toenemende mate tijd aan voorlichting, draagt zelfstandig zorg voor gericht epidemiologisch onderzoek, is beleidsvoorbereider van de infectiecommissie en is zich steeds meer bewust van de kostenbatenaspecten van de te nemen maatregelen. Tevens ziet men steeds vaker dat vanuit andere gezondheidszorginstellingen, zoals verpleeghuizen, de hygiënist om advies wordt gevraagd met betrekking tot zaken op het gebied van infectiepreventie.

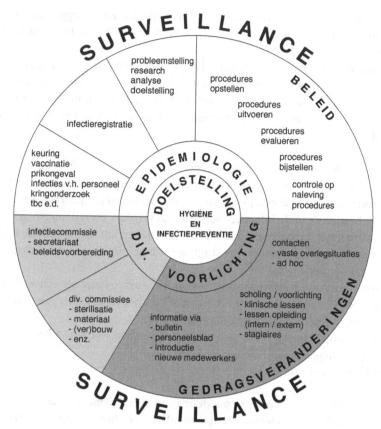

Afbeelding 2.3 Werkzaamheden van een hygiënist (cirkelmodel Paardekooper)

De hygiënist werkt meestal samen met de microbioloog van het ziekenhuis. In afbeelding 2.3 zijn schematisch de werkzaamheden van de hygiënist weergegeven. Deze kunnen per ziekenhuis en/of hygiënist iets verschillen.

In de gezondheidszorg is in de afgelopen jaren een toenemende aandacht voor *kwaliteit en kwaliteitsbewaking van de zorgverlening* waar te nemen. Belangrijk zijn daarbij de wetten zoals de Wet beroepen in de individuele gezondheidszorg, de Wet op de geneeskundige behandelingsovereenkomst en de Kwaliteitswet zorginstellingen' (1996). Ook vanuit de maatschappij wordt steeds meer belang gehecht aan transparantie van de kwaliteit van zorg. Veel instellingen in de gezondheidszorg werken bijvoorbeeld met behulp van NIAZ-accreditatie, INK, Six-Sigma, of met het ontwikkelen van prestatie-indicatoren aan juist deze transparantie.

Het is nu algemeen geaccepteerd dat het *infectiepreventiebeleid* onderdeel uitmaakt van het in de instelling gevoerde kwaliteitsbeleid. Het infectiepreventiebeleid is gestoeld op kwaliteitszorgprincipes. De Kwaliteitswet zorginstellingen geeft enige basisvoorwaarden aan met betrekking tot de wijze waarop de verleende zorg georganiseerd dient te zijn, hetgeen consequenties heeft voor het infectiepreventiebeleid.

Het infectiepreventiebeleid wordt opgesteld door de ziekenhuishygiënist in samenwerking met de infectiecommissie en vastgesteld door de directie in de vorm van een beleidsplan.
Hierin dienen, naast een visie op de infectiepreventie, beleidsdoelstellingen te zijn geformuleerd, zo mogelijk uitgedrukt in maat en getal, opdat toetsing mogelijk is. Deze toetsing kan plaatsvinden via een jaarplan-jaarverslagcyclus. In het jaarplan worden de concrete doelen gesteld. In het jaarverslag wordt gerapporteerd in hoeverre de doelen gerealiseerd zijn.

Hygiënisten werken al langer met *kwaliteitsborgingsinstrumenten*. Een belangrijk instrument dat door de ziekenhuishygiënisten al jaren wordt gebruikt, is het *surveillancesysteem*. Surveillance is een doorlopend systeem van opsporen en maatregelen nemen.
Zo kunnen binnen de in de infectiecommissie afgesproken surveillance regelgrenzen worden vastgesteld. Bijvoorbeeld, indien het infectiepercentage bij schone operaties boven een vooraf vastgestelde waarde stijgt, dient ingegrepen te worden, zo mogelijk op een vooraf bepaalde wijze.
In de bovengenoemde werkwijze wordt het infectiepercentage als een kwaliteitsindicator gezien. Een indicator geeft een signaal bij afwijkingen van een afgesproken norm, zodanig dat tijdige bijsturing mogelijk wordt.
Indicatoren die op het surveillancegebied zouden kunnen worden vastgesteld, zijn:
- infectiepercentage bij gekatheteriseerde patiënten;
- percentage luchtweginfecties bij beademingspatiënten, enzovoort.

Indien men indicatoren hanteert op afdelings- of specialismenniveau, kunnen voor verschillende afdelingen (specialismen) verschillende indicatorwaarden worden vastgesteld. Het is bijvoorbeeld denkbaar dat men in de algemene chirurgie een hoger infectiepercentage accepteert dan bij de orthopedie.
Een belangrijke indicator kunnen de gegevens zijn uit de landelijke bestanden van de PREZIES-projecten, die in samenwerking met de ziekenhuizen en het CBO (Kwaliteitsinstituut voor de Gezondheidszorg) en het RIVM (Rijksinstituut voor Volksgezondheid en Milieu) tot stand zijn gekomen.

Een ander kwaliteitsborgingsinstrument is de *audit*. Een audit is een onderzoek naar de mate waarin de organisatie voldoet aan de eisen van buiten, maar ook van binnen de organisatie. In een audit wordt vastgesteld in hoeverre de interne afspraken op elkaar zijn afgestemd, of het wel goede afspraken zijn en in hoeverre iedereen de gemaakte afspraken nakomt. Het is een systematische wijze van werken aan een structurele verbetering en borging van processen binnen de organisatie. Het is een instrument waarmee de doelmatigheid en effectiviteit van de vooraf geformuleerde punten worden getoetst. Op deze wijze kan men afdelingen in een instelling zeer gericht op hygiëne en infectiepreventie toetsen en maatregelen evalueren.

Ook een goed voorbeeld van het hanteren van kwaliteitszorgprincipes is het zogenaamde HACCP-systeem. HACCP staat voor *Hazard Analysis Critical Control Points*. De

Tabel 2.1 Voorbeeld HACCP-methodiek voor opslag van maaltijden in een koelkast

risicofactoren (Hazard Analysis)	kritische beheerspunten (Critical Control Points)	beheersmaatregelen
– herbesmetting opgeslagen voedsel – groei micro-organismen	– temperatuur koelkast – bewaarduur	– temperatuurmetingen – controle FIFO (first in first out principe) – controle THT datum (uiterste houdbaarheid) – afdekken producten – controle belading – reiniging koelkast volgens schema

HACCP-methode is afkomstig uit de ruimtevaart en is voor het eerst toegepast bij de bereiding van het astronautenvoedsel. Deze methodiek bleek uitermate geschikt om aan de, door de NASA gestelde, hoge kwaliteitseisen te kunnen voldoen. Volgens deze methode wordt een proces eerst geanalyseerd op mogelijke gevaren en worden de risicofactoren geïnventariseerd (hazard analysis). Vervolgens worden de kritische punten in het proces benoemd met hieraan gekoppeld de beheersmaatregelen om deze te controleren en te bewaken (critical control points). De methodiek wordt in de gezondheidszorg toegepast sinds 1995 voor het kunnen beheersen van het proces van voedselbereiding en sinds 1999 om besmettingen van het leidingwater met *Legionella* te voorkomen.

Met de ontwikkeling van de kwaliteitszorg in de ziekenhuizen ontstaat een meer gestructureerde vorm van instructiebeleid. Deze ontwikkeling, waarbij 'ziekenhuisbreed' veel meer aandacht dan tot nu toe wordt besteed aan *beheer, implementatie* en *toetsing van instructies*, is zeer gunstig voor de infectiepreventie. Onder instructiebeleid wordt hier verstaan de gehele regelgeving rond protocollen, (werk)voorschriften, procesbeschrijvingen enzovoort.

Dit betekent onder andere dat bovengenoemde instructies op methodisch verantwoorde wijze worden opgesteld, terwijl verantwoordelijkheden voor inhoud, invoeringsprocedure en toetsing benoemd zijn. Tevens biedt een dergelijk beleid de garantie dat bepaalde instructies worden gezien door consulenten die bepaalde aspecten van de instructie dienen te beoordelen, zoals hygiënist, arbeidshygiënist, apotheker, milieudeskundige enzovoort. Naast deze verifiërende consulententaak zal de *ziekenhuishygiënist* zich binnen een dergelijk systeem opstellen als *procesbegeleider* (mentor) bij implementatie en toetsing van infectiepreventie, voorschriften en protocollen.

3 Medische microbiologie

A.H. Brandenburg en J.H. van Zeijl

3.1 Inleiding

Tot de micro-organismen worden alle organismen gerekend die microscopisch klein zijn, en dus niet met het blote oog kunnen worden waargenomen. Slechts een klein deel van alle micro-organismen die in de natuur voorkomen, is pathogeen voor de mens. De meeste micro-organismen leven vrij in het milieu en zijn niet in staat het menselijk lichaam of enig ander levend lichaam binnen te dringen. De medische microbiologie houdt zich bezig met alle aspecten van ziekten die veroorzaakt worden door bacteriën, schimmels, virussen en protozoën en meercellige parasieten, en beperkt zich tot die micro-organismen die de mens ziek kunnen maken of anderszins voor de mens van belang zijn. Hoewel meercellige parasieten die op of in het menselijk lichaam kunnen leven in strikte zin geen micro-organismen zijn (bijvoorbeeld de lintworm), worden ze meestal wel binnen de medische microbiologie bestudeerd.

Tabel 3.1 Locatie van de meest voorkomende commensalen bij de mens

huid	mond	neus	keel	darm
Corynebacterium	Actinomyces	Corynebacterium	Corynebacterium	Bacteroides
Propionibacterium	Bacteroides	Neisseriae	Fusobacterium	Clostridium
Staphylococcus aureus	Bifidobacterium	Staphylococcus aureus	Haemophilus	Corynebacterium
Staphylococcus saprophyticus	Corynebacterium	Staphylococcus, coagulasenegatieve (CNS)	Staphylococcus, coagulasenegatieve (CNS)	Enterobacteriaceae
	Enterococcus			Enterococcus
Streptococcus agalactiae	Fusobacterium		Streptococcus pneumoniae	Eubacterium
Streptococcus viridans	Lactobacillus		Streptococcus viridans	Fusobacterium
	Peptococcus		Veillonella	Lactobacillus
	Peptostreptococcus			Peptococcus
	Staphylococcus, coagulasenegatieve (CNS)			Peptostreptococcus
	Streptococcus viridans			Propionibacterium
	Veillonella			Pseudomonas
				Staphylococcus aureus
				Staphylococcus, coagulasenegatieve (CNS)
				Streptococcus agalactiae
				Streptococcus viridans
				Veillonella

De meeste vrij levende micro-organismen voeden zich met dood organisch materiaal en worden saprofyten genoemd. Een parasiet is gedefinieerd als een micro-organisme (een- of meercellig) dat leeft in of op een levende gastheer en ten koste van die gastheer.

Er zijn veel micro-organismen die normaal op en in het gezonde lichaam leven. Een gezond lichaam heeft deze micro-organismen ook nodig. De micro-organismen die de normale flora van de mens vormen worden commensalen genoemd. Zij leven op de huid en op de slijmvliezen van de luchtwegen, in het maag-darmkanaal en het urogenitaal systeem en voeden zich met secreet en voedingsoverblijfselen van de gastheer. Voorbeelden van commensalen en de plaats waar zij voorkomen worden gegeven in tabel 3.1.

Normaal dringen commensalen weefsels of bloed niet binnen. Onder bepaalde omstandigheden, wanneer de afweermechanismen van het lichaam van de gastheer verminderd zijn, kunnen zij de weefsels toch binnendringen en ziekte veroorzaken. Zij zijn dan opportunistisch pathogeen. Hun groei in weefsels en productie van toxinen (giftige substanties) beschadigen weefsel en veroorzaken ziekte.

Micro-organismen die vrijwel altijd infectie veroorzaken als zij een lichaam binnendringen, worden obligaat pathogeen genoemd. Deze obligaat pathogenen zijn vaak besmettelijk van persoon op persoon.

Dat ziekten besmettelijk zijn, is al lang bekend. In circa 1550 werden door Fracastero, een Italiaanse geleerde, verschillende manieren van overbrenging van ziekten beschreven. Hij beschreef direct contact met een patiënt, contact met kleding en goederen van een patiënt en contact door de lucht als manieren van overdracht. Hij verklaarde de besmettingen door overbrenging van kiemen van verschillende aard, die verschillende ziekten veroorzaakten. Een eeuw later ontdekte Van Leeuwenhoek de micro-organismen onder zijn microscoop. Hij bracht deze micro-organismen echter nog niet in verband met de 'kiemen' van Fracastero. Pas in de negentiende eeuw ontdekten geleerden de relatie tussen micro-organismen en ziekteoverbrenging. In 1880 toonde Koch aan dat het mogelijk is antraxbacteriën van het ene dier naar het andere dier over te brengen en op die manier ziekte te veroorzaken. Hij toonde ook aan dat de bacteriën de oorzaak van de ziekte waren. Hij liet ze groeien in reinculturen en bracht ze als reincultuur over naar proefdieren, die dan ziek werden. Op die manier bewees hij dat een bepaald micro-organisme de oorzaak van een bepaalde ziekte was en dat die overgebracht kon worden via een bepaalde besmettingsroute ('postulaten van Koch'). Toen de pathogene rol van bacteriën eenmaal was herkend, werd vrij snel duidelijk dat er ook pathogene protozoën en schimmels bestonden. In 1880 werd het protozoön van malaria herkend door de Franse legerchirurg Laveran.

Virussen waren veel moeilijker aan te tonen, omdat ze door een lichtmicroscoop niet zichtbaar waren en men in die tijd nog niet de beschikking had over een elektronenmicroscoop. Bovendien kon niemand ze kweken in de gewone kweekmedia. Pasteur toonde aan dat hondsdolheid (rabiës) veroorzaakt werd door een organisme dat kon worden overgebracht wanneer hij besmet weefsel van een hondsdol dier overbracht

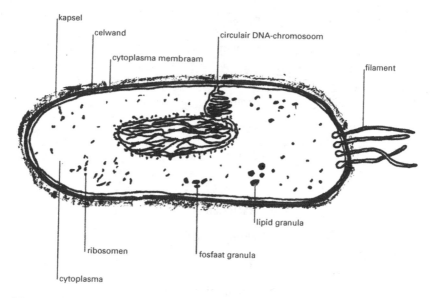

Afbeelding 3.1 **Schematische weergave prokaryote cel (bacteriecel)**

naar een gezond dier. Hij deed dit door intracerebrale injecties te geven met hersen-weefsel van een hondsdol dier. Hij suggereerde dat de oorzaak van de rabiës een organisme was dat te klein was om zichtbaar te maken onder een microscoop. Of het hier ging om een virus of een zeer kleine bacterie kon hij in dit experiment niet uitmaken.

Dat virussen bestonden, werd duidelijk door de experimenten van Ivanovsky, in 1892, die het tabaksmozaïekvirus kon overbrengen van de ene plant naar de andere plant via extract van een zieke plant dat eerst door een bacteriefilter gefiltreerd was. Via de poriën van dit bacteriefilter (doorsnede 0,1-0,5 mu) konden bacteriën onmogelijk passeren. Pas na de Tweede Wereldoorlog, toen de elektronenmicroscopie ons in staat stelde virussen zichtbaar te maken en kweken van dierlijke en menselijke cellen in het laboratorium mogelijk werd, kwam de virologie tot ontwikkeling.

3.2   Systematiek van micro-organismen

Levend materiaal is opgebouwd uit cellen. Een cel is de kleinste organisatie-eenheid van leven. Een cel bestaat uit een visceuze materie, cytoplasma genoemd, met daaromheen een celmembraan. Bij plantencellen en prokaryoten wordt de celmembraan nog omgeven door een stugge celwand.

Iedere cel bevat erfelijk materiaal in de vorm van DNA en RNA. Cellen worden onderscheiden in primitieve cellen, de zogenaamde prokaryoten en de meer ontwikkelde eukaryote cellen. Prokaryote cellen bevatten één circulair DNA-molecuul dat los in het cytoplasma ligt (zie afbeelding 3.1).

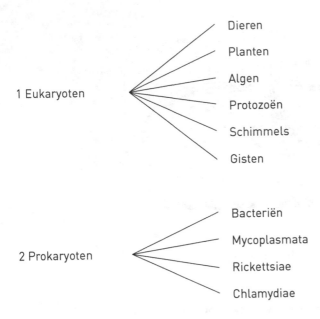

1 Eukaryoten
- Dieren
- Planten
- Algen
- Protozoën
- Schimmels
- Gisten

2 Prokaryoten
- Bacteriën
- Mycoplasmata
- Rickettsiae
- Chlamydiae

3 Virussen

Afbeelding 3.2

Bij eukaryote cellen ligt het DNA in chromosomen in de celkern met daaromheen de kernmembraan. In het cytoplasma van prokaryote cellen worden geen of weinig verschillende celcompartimenten gevonden. Eukaryote cellen bevatten veel zogenaamde celorganellen. Dit zijn door membranen van elkaar afgescheiden compartimenten van het cytoplasma waarin verschillende chemische reacties plaatsvinden. Voorbeelden van celorganellen zijn de reeds genoemde kern, de mitochondriën, het endoplasmatisch reticulum, lysosomen en peroxisomen. Behalve de verschillen bestaan er ook overeenkomsten tussen prokaryote en eukaryote cellen. Beide bevatten ribosomen voor de eiwitstofwisseling, en de basale stofwisselingsprocessen verlopen op dezelfde wijze.

Prokaryoten leven altijd als eencellige organismen. Eukaryote cellen kunnen als eencellig organisme leven of zich samenvoegen tot weefsels en meercellige organismen. Protozoën, schimmels, planten en dieren behoren tot de eukaryoten. Bacteriën, waar ook ziekteverwekkers als *Chlamydiae*, *Rickettsiae* en *Mycoplasmata* toe behoren, zijn prokaryote cellen. *Rickettsiae* en *Chlamydiae* zijn prokaryote cellen die niet alle enzymen bezitten die noodzakelijk zijn voor het celmetabolisme. Ze zijn dus voor hun celmetabolisme afhankelijk van een gastheercel en zijn daardoor obligaat intracellulaire micro-organismen.

Virussen zijn zeer kleine infectieuze deeltjes; tussen de 10 en 300 nm in diameter. Zij zijn niet zichtbaar met een lichtmicroscoop, maar alleen met een elektronenmicroscoop. Zij bestaan uit alleen een eiwitmantel met daarin nucleïnezuur als erfelijk materiaal. Dit erfelijk materiaal bestaat uit DNA óf RNA, maar nooit beide. Virussen hebben geen eigen metabolisme zoals cellen, maar maken om zich te vermenigvul-

Tabel 3.2 Wijze van afnemen materiaal

materiaal	bacteriologie	serologie	virologie	moleculair
bloed	steriel, in kweekmedia	serumpaar	steriel	steriel
liquor	steriel in buis	steriel	steriel	steriel
punctaat, pus	steriel in buis tampon in transportmedium	–	steriel in transportmedium	steriel in potje of transportmedium afhankelijk van de gezochte verwekker
urine	'gewassen'plas, katheterplas of blaaspunctie in steriel potje	–	vers in steriel potje	–
slijmvlies	wattentampon, eventueel in transportmedium	–	wattentampon in transportmedium	wattentampon droog verzenden
sputum	vers sputum, liefst via bronchoscoop in steriel potje	–	vers sputum in transportmedium	vers sputum in steriel potje
huid/nasofarynx	tampon in transportmedium	–	wattentampon in transportmedium	wattentampon droog verzenden
weefsels	stukjes in potje, eventueel in transportmedium	–	weefselstukje in transportmedium	weefselstukje in steriel potje
feces	vers in potje	–	vers in potje	vers in potje

NB Materiaal voor parasitologisch onderzoek in Triple Feces Test (verzendsetje met 3 buizen, waarvan er twee gevuld zijn met SAF).

digen gebruik van de metabole functies van een gastheercel. Zij repliceren zich niet zelf maar laten zich repliceren door de cel die zij infecteren. De gastheercel kan een eukaryote maar ook een prokaryote cel zijn, afhankelijk van het soort virus. Wanneer een virus een prokaryote cel infecteert, spreken we van een bacteriofaag.

3.3   Laboratoriumdiagnostiek in de medische microbiologie

3.3.1   Afname van materiaal voor microbiologisch onderzoek

Micro-organismen zijn zeer heterogeen en de condities waaronder zij kunnen overleven en groeien zijn zeer divers. Voor virusdiagnostiek is bijvoorbeeld een heel ander transportmedium noodzakelijk dan voor een bacterie. Ook is een snel transport naar het laboratorium voor het ene organisme veel belangrijker dan voor het andere.
Er bestaan ook tal van verschillende directe en indirecte technieken waarmee infectieziekten aangetoond kunnen worden. De soort verwekker en de gebruikte diagnostische techniek bepalen welk patiëntenmateriaal nodig is om de diagnose in het laboratorium te stellen.
Voor het bepalen van de verwekker van een infectieziekte is het van belang dat het juiste materiaal op de juiste wijze bij de patiënt wordt afgenomen en verzonden naar

het laboratorium. Om een indruk te geven, is de wijze van afnemen van veelvoorkomend materiaal voor microbiologisch onderzoek weergegeven in tabel 3.2.

3.3.2 Diagnostische technieken in de medische microbiologie

Directe detectie

Het aantonen van micro-organismen in patiëntenmateriaal kan plaatsvinden door het materiaal direct onder de microscoop te onderzoeken. Dit gebeurt meestal zonder speciale voorbewerking. Er wordt gebruikgemaakt van speciale kleuringen zoals een gram-, methyleenblauw- of ziehl-neelsenkleuring. Het direct onderzoeken van het materiaal heeft als voordeel dat men snel een aanwijzing kan krijgen met welk soort ziekteverwekker men te maken heeft.

Voor directe detectie wordt ook wel gebruikgemaakt van specifieke antistoffen gericht tegen antigenen van het gezochte micro-organisme. Deze methoden zijn zeer specifiek maar hebben als beperking dat alleen het gezochte organisme herkend wordt. De directe antigeendetectie kan uitgevoerd worden met behulp van agglutinatiereacties, immunofluorescentie of met enzym-linked immunosorbent assay (ELISA). Bij immunofluorescentie wordt het preparaat in contact gebracht met specifieke antistoffen waaraan een fluorescerende stof gekoppeld is. Onder de fluorescentiemicroscoop kan het micro-organisme dan zichtbaar gemaakt worden.

Bij ELISA is het antistof gebonden aan een enzym. Detectie van het antigeen-antilichaamcomplex vindt plaats door het enzym te detecteren met een chemische reactie. Voor deze detectie is geen beoordeling met de microscoop nodig en daarom kan men grotere aantallen monsters verwerken. Een bekend voorbeeld van een directe antigeentest is de Legionella-sneltest in urine.

Kweek

Bij een kweek wordt het patiëntenmateriaal geënt op daarvoor geschikte voedingsbodems, in vloeibaar medium of in het geval van virussen op cellijnen. Indien een micro-organisme in het materiaal aanwezig is, zal het gaan groeien en zich vermenigvuldigen. Het micro-organisme kan dan geïsoleerd en vervolgens gedetermineerd worden. Het is voor een microbiologische kweek van belang dat het patiëntenmateriaal op zodanige wijze wordt afgenomen en naar het laboratorium wordt verzonden dat het gezochte micro-organisme nog levensvatbaar in het materiaal aanwezig is als het wordt geënt.

Moleculaire diagnostiek

In de medische microbiologie worden moleculair biologische technieken vooral toegepast voor het aantonen van micro-organismen die in het laboratorium niet of slechts moeizaam te kweken zijn, zoals *Mycobacterium tuberculosis*, *Borrelia burgdorferi*, *Mycoplasma pneumoniae* en diverse virussen. Steeds vaker worden ook zeer gangbare micro-organismen gedetecteerd met moleculaire technieken omdat een uitslag sneller beschikbaar is, en tegenwoordig een grote mate van automatisering en standaardisatie mogelijk is. Er wordt vooral gebruikgemaakt van DNA-amplificatietechnieken

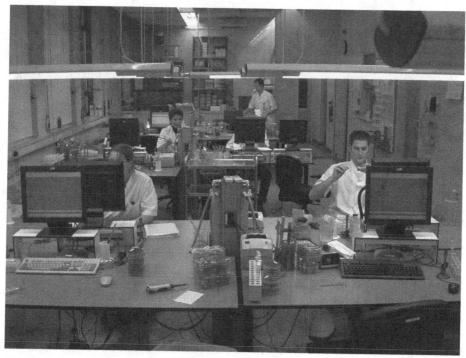

Afbeelding 3.3 Laboratoriumdiagnostiek
Foto: Laboratorium voor de Volksgezondheid, Leeuwarden

zoals de polymerasekettingreactie (PCR). Bij deze amplificatietechnieken wordt niet meer gewacht tot een micro-organisme zichzelf onder laboratoriumcondities vermenigvuldigd heeft tot een zichtbare kolonie, maar een klein gedeelte van het genoom wordt in een buisje vermeerderd tot een detecteerbare hoeveelheid DNA. Detectie van micro-organismen met behulp van PCR is uiterst gevoelig. De methode is bovendien zeer specifiek: alleen datgene wordt gevonden waarnaar gezocht wordt. Vanwege de zeer hoge gevoeligheid ligt wel het gevaar van contaminatie tijdens de voorbereiding op de loer.

Serologie

Als reactie op een infectie maakt het lichaam antilichamen specifiek gericht tegen de verwekker van de infectie. Bij sommige infectieziekten is het niet goed mogelijk de verwekker zelf aan te tonen. In die gevallen kan men een infectie indirect aantonen door te zoeken naar de gevormde antilichamen. De detectie van specifieke antilichamen wordt over het algemeen uitgevoerd in serum en wordt daarom serologie genoemd.

De vorming van antistoffen vergt enige tijd en komt enige dagen tot weken na het begin van de infectie op gang. Daarna zijn de antistoffen voor langere tijd (jaren) aantoonbaar. Het is in veel gevallen noodzakelijk om twee serummonsters van een patiënt met een tussenpoos van enkele weken in te sturen. Men zoekt dan naar een stijging in antilichaamtiter tussen de twee monsters. Immers een positieve reactie in één monster kan ook betekenen dat de infectie jaren geleden is opgetreden.

Het lichaam maakt antilichamen van verschillende klassen. Antilichamen van de IgM- en IgA-klasse zijn in het algemeen slechts enkele maanden na de infectie aantoonbaar en verdwijnen dan weer. Antilichamen van de IgG-klasse blijven na de infectie jarenlang aantoonbaar. Aantonen van antistoffen specifiek van de IgM- of IgA-klasse in één serummonster is, net als een stijging in antilichaamtiter tussen twee monsters, een aanwijzing voor een recente infectie. Men moet hierbij wel bedenken dat voor bepaalde verwekkers de antilichamen van de IgM-klasse langer dan een jaar positief kunnen blijven.

3.4 Bacteriologie

3.4.1 Anatomie van de bacteriecel

Bacteriën zijn prokaryote cellen. Ze bezitten meestal één circulair dubbelstrengs DNA-molecuul dat los in het cytoplasma ligt. Er kunnen in een bacteriecel ook nog meerdere losse circulaire stukjes DNA voorkomen. Dit worden plasmiden genoemd. Plasmiden kunnen gemakkelijk door bacteriën aan elkaar doorgegeven worden en bevatten genen die coderen voor resistentie tegen antimicrobiële middelen. Bacteriën zijn in het algemeen 0,4 tot 1,5 micrometer groot. Ze vermenigvuldigen zich door ongeslachtelijke deling ofwel mitose. Het cytoplasma is een visceuze vloeistof waarin zich ionen, enzymen en andere opgeloste stoffen bevinden die noodzakelijk zijn voor de afbraak van voedingsstoffen en de opbouw van celstructuren. Door de hoge concentratie stoffen in het cytoplasma heeft de bacterie een hoge osmotische waarde en indien de bacterie geen ander omhulsel dan de celmembraan zou hebben, zou hij door de grote druk vanbinnen uit elkaar klappen. De meeste bacteriën hebben daarom een stugge celwand die zorgt voor de karakteristieke vorm. Die vorm kan rond zijn (kokken), staafvormig (bacillus), kommavormig (vibrio) of spiraalvormig (spirocheten). De celwand is poreus en semipermeabel zodat voedingsstoffen kunnen worden opgenomen. De opbouw van de celwand kan zeer verschillen tussen de bacteriesoorten, maar in alle gevallen bestaat de celwand voor een belangrijk deel uit peptidoglycaan. Dit peptidoglycaan is uniek voor bacteriën, het komt niet voor bij andere cellen en is een belangrijk aangrijpingspunt voor antimicrobiële middelen.

3.4.2 Morfologie van bacteriën

Bacteriën zijn met het blote oog niet zichtbaar. Daarom zijn microscopische technieken onmisbaar bij het bestuderen van deze organismen. Met behulp van een lichtmicroscoop met een oplossend vermogen van 0,2 micrometer kan men bacteriën goed bestuderen. Aangezien bacteriën transparant zijn, moet men ze eerst kleuren. Hiervoor moet men bacteriën in het algemeen eerst fixeren, waarbij ze gedood worden. Dit is een nadeel omdat de vorm van de bacterie hierbij kan veranderen en beweging niet

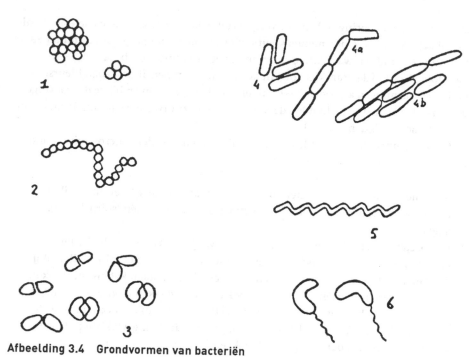

Afbeelding 3.4   Grondvormen van bacteriën

1 stafylokokken; 2 streptokokken; 3 diplokokken; 4 staafvormige bacteriën; 5 spiraalvormige bacteriën; 6 kommavormige bacteriën (ill. Marjan Bruins)

meer is waar te nemen. Met behulp van een fasecontrastmicroscoop of een donkerveldmicroscoop kan men levende bacteriën bekijken. Donkerveldmicroscopie is vooral geschikt om levende dunne bacteriën zoals *Treponemata* (veroorzakers van syfilis) en *Leptospira* (veroorzakers van onder andere de ziekte van Weil) te bestuderen.

Er worden verschillende kleuringen gebruikt in de medische microbiologie. De gramkleuring is de meest gebruikte kleuring. De gramkleuring verdeelt het bacterierijk in twee groepen: grampositieven en gramnegatieven. Dit onderscheid wordt bepaald door verschillen in de opbouw van de celwand van de bacterie. Bij de uitvoering van de gramkleuring wordt het preparaat eerst gekleurd met kristalviolet en daarna met lugol. Hierdoor ontstaat een donkerblauw kleurstofcomplex in de bacteriewand. Door incubatie met alcohol wordt het kleurstofcomplex uit sommige bacteriën (gramnegatief) weggewassen en uit andere (grampositief) niet. Grampositieve bacteriën hebben een dikke peptidoglycaanlaag die het complex van kristalviolet en lugol vasthouden. Gramnegatieve bacteriën hebben een veel dunnere peptidoglycaanlaag waardoor de kleurstof weglekt door gaatjes die ontstaan in de celwand omdat de gebruikte alcohol de lipiden in de celwand oplost. Vervolgens worden met fuchsine de ontkleurde bacteriën roze gekleurd.

De methyleenblauwkleuring kleurt alle bacteriën blauw. Met deze kleuring is het verschil in celwand niet te onderscheiden, maar de vorm van de bacteriën is goed zichtbaar.

De ziehl-neelsenkleuring is de derde veelgebruikte kleuring. Sommige bacteriën zoals mycobacteriën en *Nocardia*, nemen kleurstoffen slecht op omdat zij aan de buitenzijde van hun celwand een wasachtige substantie, het mycolinezuur, bevatten. Zij kleuren daardoor slecht in de gramkleuring. In de ziehl-neelsenkleuring worden kleurstoffen onder verwarming in aanwezigheid van fenol wel opgenomen en bij de daaropvolgende behandeling met zuur houden deze zogenaamde zuurvaste bacteriën de kleurstof vast. De bacterie is dan roodgekleurd.

Met deze kleuringsmethoden kan een aantal gegevens uit lichtmicroscopisch onderzoek verkregen worden (zie afbeelding 3.4).

a *vorm*
Men onderscheidt ronde bacteriën (kokken), staafvormige bacteriën (bacillen), kommavormige bacteriën (vibrio) en spiraalvormige bacteriën (spirocheten).

b *ligging*
Een bacterie deelt zich ongeslachtelijk. Als twee jonge cellen na de deling aan elkaar blijven hangen, ontstaan zogenaamde diplokokken of diplobacillen. Blijven de cellen ook nog na een tweede deling bijeen, dan ontstaan ketens, streptokokken enzovoort. Bacteriën kunnen zich ook delen in vlakken loodrecht op het vlak van de vorige deling, er ontstaan dan pakketjes van vier of acht cellen, zoals te zien zijn bij *Neisseria*. Bij willekeurige richting van de delingsvlakken ontstaan hoopjes bacteriën, zoals bij de stafylokokken.

c *afmeting*
Zowel kokken als staven zijn meestal een half tot een micron dik. Staven zijn meestal een tot twee micron lang, maar sommige kunnen zes tot tien micron groot worden.

d *kleurreactie*
Met de gramkleuring is het mogelijk onderscheid te maken tussen grampositieve kokken (bijvoorbeeld stafylokokken) en gramnegatieve kokken (bijvoorbeeld meningokokken), Grampositieve staven (difteroïden) en gramnegatieve staven (bijvoorbeeld *Enterobacteriaceae*).

e *bijzondere structuren*
Met behulp van speciale kleuring kan men kernen (bij protozoën), kernachtige substanties, poolkorrels bijvoorbeeld bij difteriebacteriën en sporen bij de geslachten *Bacillus* en *Clostridium* onderkennen. Soms vindt men met behulp van de methyleenblauwkleuring kapsels en slijmmassa's. Zeer speciale kleuringen laten flagellen aan het bacterielichaam zien.

3.4.3   Fysiologie van bacteriën

Bacteriën kan men kweken door ze op een geschikte voedingsbodem te brengen. Een dergelijk kweekmedium met daarin gegroeide bacteriën heet cultuur. Als alle bacteriecellen van dezelfde soort zijn, spreekt men van een reincultuur. Een voedingsmedium moet de juiste stoffen in de juiste hoeveelheden bevatten voor een organisme. In het algemeen zijn water, een koolstofbron, een stikstofbron, fosfor, zwavel, mineralen en sporenelementen noodzakelijk. De bacteriën die voor de medische microbiologie

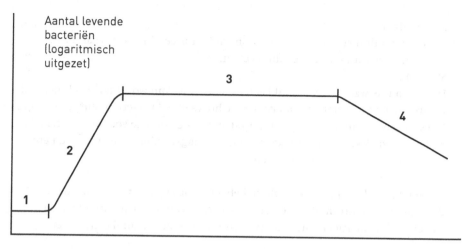

Afbeelding 3.5   Bacteriële groeicurve
1 Lagfase
2 Logfase
3 Stationaire fase
4 Afstervingsfase

van belang zijn, zijn in het algemeen heterotrofe bacteriën. Dat betekent dat deze bacteriën een organische koolstofbron nodig hebben voor hun groei en vaak ook organisch stikstof of zwavel.

Sommige bacteriën hebben zuurstof nodig in de ademhalingscyclus; dit zijn de obligaat aerobe organismen. Andere bacteriën kunnen juist alleen maar groeien als zuurstof afwezig is; dat zijn de obligaat anaerobe bacteriën. Zeer veel bacteriën die van belang zijn in de medische microbiologie, zijn facultatief anaerobe micro-organismen die zowel groeien in aanwezigheid als in afwezigheid van zuurstof. Een aantal bacteriën is micro-aerofiel en tolereert slechts een lage zuurstofspanning in het milieu.

Bij het kweken van bacteriën gebruikt men veel verschillende voedingsbodems. Een veelgebruikt voedingsmedium is bouillon, een extract van vlees of ander dierlijk weefsel aangevuld met verschillende voedingsmiddelen en groeifactoren. Met behulp van bindmiddelen zoals agar of gelatine kan van bouillon een vaste voedingsbodem gemaakt worden. Het voordeel van vaste voedingsbodems is dat men bacteriën, die daarop gegroeid zijn, als kolonies kan zien. Om bepaalde bacteriesoorten te midden van andere te kweken heeft men speciale voedingsbodems ontwikkeld die gewenste micro-organismen goed doen groeien, zich laten onderscheiden door kleur of vorm op de plaat of de groei van ongewenste bacteriën onderdrukken.

Wanneer een bacterie in bouillon geënt wordt, daarin groeit en zich daarin vermenigvuldigt, zijn de volgende fasen te onderscheiden (zie ook afbeelding 3.5).

1   *Lagfase*
     In de eerste periode worden de cellen groter van afmeting; de bacterie ontwikkelt een hoge metabole activiteit en neemt voedingsstoffen op.

2 *Logaritmische* *fase*
In deze periode delen de cellen zich constant; er is een lineair verband tussen de
tijd en het logaritme van het aantal cellen.

3 *Stationaire* *fase*
Dit is een fase waarin het aantal bacteriën dat gevormd wordt door deling gelijk
is aan het aantal bacteriën dat afsterft, de hoeveelheid bacteriën blijft dus gelijk.
Meestal gebeurt dit als gevolg van uitputting van essentiële voedingsstoffen. Een
andere oorzaak kan zijn dat toxische uitscheidingsproducten een niveau bereikt
hebben waarop zij de groei remmen.

4 *Afstervingsfase*
Na een bepaalde tijd doorgebracht te hebben in de stationaire fase beginnen
de cellen in de cultuur af te sterven. De snelheid van het afstervingsproces is
wederom exponentieel. Uiteindelijk blijft nog een klein aantal cellen over.

3.4.4 Identificatie van bacteriën

Morfologie
Macroscopische criteria voor identificatie zijn de groeibehoeften van een bacterie die
tot uiting komen in het wel of niet groeien op bepaalde voedingsbodems en de ver-
schijningsvorm op die voedingsbodem. De morfologie in het grampreparaat is een
belangrijk criterium om een bacterie in een bepaalde groep of species te plaatsen. Het
grampreparaat levert ons de gramreactie, de lengte, de vorm en enkele bijzonderhe-
den zoals het wel of niet hebben van sporen.

Biochemische determinatie
Voor exacte indeling naar soort is identificatie van bacteriën op macroscopische groei-
eigenschappen en beeld in gramkleuring vaak onvoldoende. Daarom wordt een reincultuur van een bacterie onderzocht op chemische eigenschappen. Iedere bacteriesoort heeft zijn eigen unieke set aan aanwezige enzymen voor het celmetabolisme.
Door het herkennen van het patroon in de chemische reacties is de bacterie in te
delen naar geslacht en soort.

Serotypering
Naast chemische determinatie kan men voor sommige bacteriesoorten gebruikmaken
van de zogenaamde serotypering. Door gebruik te maken van antilichamen gericht
tegen specifieke antigenen van bacteriën kan men het serotype van de bacterie bepalen. Deze methodiek is niet voor alle bacteriesoorten bruikbaar, omdat er tussen
bacteriesoorten veel kruisreacties kunnen bestaan.

Genotypering
Door de ontwikkelingen in de moleculaire biologie is het nu mogelijk om micro-organismen genetisch te typeren. DNA van de cel wordt geëxtraheerd en enzymatisch in
fragmenten geknipt. Na het knippen volgt een amplificatiestap die bepaalde fragmenten vermeerdert. Deze geamplificeerde fragmenten worden op een gel gebracht en op

grootte gescheiden door middel van een elektrisch veld (elektroforese). Zo ontstaat een soort streepjescode waarmee bacteriestammen vergeleken kunnen worden. Het voordeel van een dergelijke fingerprintmethode is dat men in principe alle microorganismen op deze manier kan typeren. Het discriminerend vermogen van deze methode is zo groot dat ook verschillende typen binnen een soort te onderscheiden zijn. Tegenwoordig is ook apparatuur beschikbaar waarmee hele DNA-sequenties uitgezocht kunnen worden. Deze methoden zijn behalve voor identificatie van microorganismen ook voor typering van stammen in gebruik.

3.4.5 Kwantitatieve telmethoden in de bacteriologie

In allerlei vloeistoffen, zoals water, melk, speeksel en dergelijke, en in de lucht komen zowel dode als levende bacteriën voor. Het is soms belangrijk om het aantal bacteriën te meten (bijvoorbeeld in dialysewater of in luchtmonsters van ok of isolatiekamers). Dit kan op verschillende manieren gebeuren. Men kan bacteriën in een vloeistof direct tellen in een *telkamer*. Daarvoor brengt men de vloeistof in een telkamer en telt direct het aantal bacteriën onder een microscoop. Men kan ook direct het aantal bacteriën meten in een *coultercounter*. Met dit apparaat wordt elk deeltje in een suspensie of luchtmonster door een kleine opening gezogen en elektronisch geteld. Men bepaalt met deze twee methoden de som van levende en dode bacteriën.

Wanneer men uitsluitend levende bacteriën in een monster wil tellen, bepaalt men het aantal cellen dat in staat is tot vorming van kolonies op vaste media. Een veelgebruikte methode hiervoor is de *methode van Koch*. Men brengt een standaardhoeveelheid van de te onderzoeken materialen in een petrischaal en voegt opgesmolten en afgekoelde bouillon-agar toe. Men mengt de ingrediënten en laat de agar stollen. Na bebroeding ziet men in de agar bacteriekolonies ontstaan en men neemt aan dat elke bacteriekolonie is ontstaan uit ten minste één bacterie (of één kolonievormende eenheid = KVE); op die manier kan men terugrekenen hoeveel bacteriën er per origineel monster aanwezig waren. Deze methode levert een minimumtelling op: immers wanneer men te maken heeft met bacteriën die in klontjes groeien of aan elkaar kleven, dan was het aantal bacteriën dat oorspronkelijk aanwezig was veel groter dan het aantal kolonies dat men daarna ziet ontstaan. Varianten op deze methode zijn de *druppelmethode* en de *dipslidemethode*.

Bij de druppelmethode laat men een standaarddruppel met bekende inhoud van het te onderzoeken materiaal op een medium vallen en telt men na bebroeding het aantal kolonies in de druppel, dat dan een maat is voor het aantal KVE in de oorspronkelijke vloeistof.

Bij de dipslidemethode doopt men een agarglaasje van bekende afmeting in de te onderzoeken vloeistof en telt men na bebroeding het aantal kolonies per oppervlaktemaat. Dit aantal geeft omgerekend weer informatie over het aantal kiemen in de oorspronkelijke vloeistof. Niet alle vloeistoffen zijn geschikt voor deze laatste methode, met name visceuze vloeistoffen geven andere kiemgetallen dan waterige vloeistoffen; bovendien is het monster dat men test erg klein, zodat de uitslag hoogstens een grove maat geeft voor het oorspronkelijke kiemgetal.

Bij alle telmethoden die berusten op groei van de bacterie, moet men zich realiseren dat men de bacterie de juiste ingrediënten en de juiste omstandigheden voor groei moet aanbieden.

3.5 Parasitologie

Parasitologie houdt zich bezig met infecties veroorzaakt door protozoën (eencellige eukaryote cellen) of meercellige parasieten. Een parasiet is een organisme dat in nauwe associatie met en soms ten koste van zijn gastheer leeft. De parasiet is voor zijn gehele ontwikkeling of een gedeelte daarvan afhankelijk van verblijf op of in zijn gastheer.

Men spreekt van een parasitaire infectie wanneer de parasiet zich in het lichaam van de gastheer bevindt, inclusief de lumina van het maag-darmkanaal en de luchtwegen. Men spreekt van infestatie wanneer de parasiet zich op het oppervlak of in de oppervlakkige weefsels bevindt. Er bestaat in het algemeen een zeker evenwicht tussen de schade die de parasiet zijn gastheer kan toebrengen en de mechanismen die de gastheer gebruikt om zich te beschermen. Immers, het is voor de parasiet belangrijk dat de gastheer lang genoeg leeft om hem in staat te stellen zich voort te planten. Vaak past de parasiet zich op bijzondere wijze aan zijn gastheer aan, zowel fysiologisch als morfologisch. Er zijn bijvoorbeeld in het darmlumen levende wormen die via hun huid voedingsstoffen op kunnen nemen. Sommige wormen gebruiken speciaal uitgeruste monddelen om de darmwand af te grazen. Andere hebben haken die ervoor zorgen dat ze op de voor hen meest geschikte plaats blijven. Hoe meer specialisatie er is, hoe hechter de gebondenheid aan een bepaalde gastheer en hoe groter de gastheerspecificiteit.

Bij de ontwikkelingscycli van parasieten zien we vaak het fenomeen van gastheerwisseling. Hierbij wordt een definitieve en een tussengastheer onderscheiden. De definitieve gastheer is de gastheer die de seksueel volwassen parasiet herbergt en waarin eventueel de geslachtelijke vermenigvuldiging plaatsvindt. De tussengastheer is een voor de parasiet noodzakelijke gastheer van een andere soort waarin zich het infectieuze stadium voor een volgende, meestal definitieve, gastheer ontwikkelt. Vaak vindt in de tussengastheer een aseksuele of vegetatieve vermeerdering plaats. Zo is de mens bijvoorbeeld de eindgastheer voor *Taenia saginata* (runderlintworm). De volwassen worm leeft in het lumen van de dunne darm. Rijpe proglottiden vol met eieren worden uitgescheiden met de feces en opgegeten door de tussengastheer: het rund. De ongeslachtelijke worm dringt door de darmwand heen en ontwikkelt zich tot blaasworm in het spierweefsel. Wanneer een mens onvoldoende verhit vlees met blaaswormen eet, kan de worm zich in het darmlumen weer tot volwassen worm ontwikkelen.

In Nederland komen maar enkele parasitosen frequent voor. Het belang van parasitaire infecties neemt echter toe door het intensieve reizigersverkeer dat gepaard gaat met een toename van het aantal importziekten. Ook neemt het aantal parasitaire infecties toe door een toename van het aantal mensen met een verminderde weerstand. Bij een verminderde weerstand is het evenwicht tussen gast en gastheer verstoord, waardoor een parasitaire infectie die normaliter tamelijk onschuldig is levensbedreigend voor de gastheer kan worden.

Voor de medische microbiologie belangrijke parasieten zijn in te delen in eencelligen of *Protozoa*, en meercelligen.

Tot de eencelligen behoren bijvoorbeeld de apicomplexa waaronder *Plasmodium* valt, de verwekker van malaria, en *Toxoplasma*, de verwekker van toxoplasmose. Verder behoren tot de eencellige parasieten de flagellaten, waarvan *Trichomonas* en *Giardia lamblia* voorbeelden zijn en de amoeben, waaronder *Entamoeba histolytica* geclassificeerd is.

Tot de meercellige parasieten behoren de wormen en de artropoden. De wormen zijn weer te onderscheiden in platwormen en de rondwormen. Voorbeelden van platwormen zijn de lintwormen en *Schistosoma*; voorbeelden van rondwormen zijn *Trichuris*, *Ascaris* en *Enterobius*. De artropoden zijn over het algemeen ectoparasieten zoals de schurftmijt, luizen en vlooien.

3.5.1   Diagnostiek van parasitaire ziekten

Bij de diagnostiek van parasitaire infecties gebruikt men vaak directe methoden. Men probeert de parasiet direct in menselijk weefsel of in menselijke excreta aan te tonen, dus bijvoorbeeld in ontlasting, urine, sputum, of bloed. In gevallen waarin parasieten niet of moeilijk op deze manier aangetoond kunnen worden, worden ook wel serologische methoden gebruikt waarbij specifieke antistoffen tegen antigenen van een intern inwendig levende parasiet aangetoond worden. Ook binnen de parasitologie doet moleculaire diagnostiek inmiddels zijn intrede, en zal in toenemende mate gebruikt gaan worden als screening bij diarree, waarna alleen bij positieve monsters aanvullende diagnostiek plaats hoeft te vinden.

Laboratoriumdiagnostiek voor malaria vindt plaats door het aantonen van de malariaparasieten in een bloedpreparaat. Hiervoor wordt altijd een uitstrijk en een dikkedruppelpreparaat, gekleurd volgens Giemsa, onder de microscoop onderzocht. De parasieten zijn het best te herkennen in een uitstrijkpreparaat. Maar ook bij patiënten met een symptomatische malaria kan de parasietendichtheid zo gering zijn dat de grotere gevoeligheid van het dikkedruppelpreparaat noodzakelijk is om de diagnose te stellen. Bij hoge klinische verdenking dient altijd driemaal een dikkedruppelpreparaat op malaria te worden ingestuurd naar het laboratorium.

Bij het laten verrichten van fecesonderzoek is het belangrijk te weten dat uitscheiding van cysten en sommige wormeieren en larven niet een continu proces is. Herhaling van het onderzoek bij een negatieve bevinding, bij voorkeur driemaal met tussenpozen van drie tot vijf dagen, verhoogt de betrouwbaarheid van de uitslag. Voor direct onderzoek op feces heeft men vers materiaal nodig. Eieren en cysten zijn veel groter dan bacteriën; zij zijn 10 tot 30 micron groot en zijn onder de microscoop goed te detecteren. Men maakt bij microscopisch onderzoek gebruik van ongekleurde en gekleurde preparaten. Bij de gekleurde preparaten wordt de eosinemethode veel gebruikt. Hierbij kleurt de achtergrond van het materiaal, waarbij protozoën, cysten en eieren niet gekleurd worden. Een andere methode is het gebruik van jodium, dat juist wel cysten en eieren kleurt. Naast het onderzoeken van een direct preparaat wordt het fecesmonster ook altijd onderzocht na concentratie. Hiermee worden wormeieren en cysten in het monster geconcentreerd.

Grote aantallen mensen op de wereld zijn met parasieten geïnfecteerd, en vaak met meerdere soorten tegelijk. De prevalentie van parasitaire ziekten is het hoogst in subtropische en tropische gebieden. Dat hangt vooral samen met sociaaleconomische omstandigheden, maar ook met temperatuur, vochtigheidsgraad en het endemisch voorkomen van bepaalde tussengastheren. Veel parasitaire infecties komen in Nederland vooral voor bij mensen die korte of langere tijd in de tropen zijn geweest. Men moet dus, wanneer men een parasitaire infectie vermoedt, altijd vragen naar een verblijf in de tropen. Dit verblijf kan lang geleden zijn, maar is desalniettemin belangrijk bij de anamnese.

3.6   Mycologie

De medische mycologie bestudeert aandoeningen bij de mens die direct of indirect veroorzaakt worden door fungi (gisten en schimmels). Fungi zijn eukaryote een- of meercellige organismen. De cellen hebben een celwand waarin chitine een belangrijke component is. Vroeger werden zij tot de plantenwereld gerekend en als sporenvormende planten zonder bladgroen beschouwd. Nu worden zij als een apart rijk beschouwd naast de andere eukaryote rijken: de dieren en de planten. Fungi vermeerderen zich veelal als een rijk vertakt netwerk van draden, hyfen genaamd. Dit netwerk van hyfen wordt mycelium genoemd. Ook kunnen zij zich seksueel vermeerderen en vormen dan zogenoemde vruchtlichamen. Sommige fungi leven als eencellige organismen die zich vermenigvuldigen door knopvorming. Zij worden gisten genoemd.
Naast hun vermogen zich als pathogeen te gedragen zijn fungi in de eerste plaats saprofyten. Dit betekent dat zij voor hun levenscyclus niet primair afhankelijk zijn van de aanwezigheid van de gastheer. Het zijn dus facultatief pathogene micro-organismen.
Gisten en schimmels kunnen ziekte veroorzaken door infectie met het organisme zelf, mycose genaamd, maar ook doordat door de schimmel afgescheiden toxische stoffen met voedsel opgenomen worden, mycotoxicose genaamd. Voorbeelden hiervan zijn het eten van giftige paddestoelen, of eten van brood gemaakt van met moederkoren besmette rogge. Ook kunnen schimmels soms aanleiding geven tot allergische reacties. Een voorbeeld hiervan is boerenlong.
Mycosen kunnen worden ingedeeld in oppervlakkige mycosen, onderhuidse mycosen en diepe mycosen. Oppervlakkige mycosen zijn infecties van de huid, haren of nagels. Zij worden vooral veroorzaakt door dermatofieten. Dit is een groep schimmels die in staat is de keratine, dat aanwezig is in de huid, af te breken en als voedingsbron te gebruiken. Dermatofieten zijn meestal van mens naar mens overdraagbaar (meest

via vloeren en zwembaden en sauna's). Onderhuidse mycosen zijn schimmelinfecties waarbij de veroorzakers via een beschadiging van de huid in het onderhuidse weefsel terecht zijn gekomen en daar lokaal uitbreiden zonder uitzaaiing naar andere organen. Zij komen bijna uitsluitend voor in de tropen. Diepe mycosen zijn schimmelinfecties van dieper gelegen weefsels en komen voornamelijk voor bij patiënten met verminderde afweer.

Laboratoriumdiagnostiek van een mycose wordt verricht door het direct onderzoeken van patiëntenmateriaal onder de microscoop of het isoleren van de verwekker door middel van kweek. Afgenomen huidschilfers, haar of stukjes weefsel voor mycologisch onderzoek kunnen in een steriel potje naar het laboratorium gezonden worden. Materiaal afgenomen met een wattendrager dient in een transportmedium ingezonden te worden. Ook voor mycologisch onderzoek is moleculaire diagnostiek tegenwoordig een optie.

3.7   Virologie

Virussen zijn obligaat intracellulaire parasieten. Zij hebben een gastheercel nodig om zich te laten repliceren. Virussen bestaan uit een eiwitmantel met daarin nucleïnezuur als erfelijk materiaal. Dit erfelijk materiaal bestaat uit DNA of RNA maar nooit beide.

Virussen worden ingedeeld naar het soort nucleïnezuur dat zij bezitten (DNA of RNA), de vorm van het nucleïnezuur (dubbelstrengs of enkelstrengs), de grootte en vorm van het viruspartikel en de manier van replicatie in de gastheercel. Er zijn virussen waarbij het erfelijk materiaal alleen door een simpele eiwitmantel omgeven wordt en virussen die daaromheen nog een envelop bezitten. Deze envelop bestaat uit een van de gastheercel afkomstige lipidemembraan waarin de virale oppervlakte-eiwitten naar buiten steken.

De replicatiecyclus van een virus kan in een aantal stadia worden verdeeld, waarbij de details zeer verschillend kunnen zijn tussen de diverse virussen. Een virus moet, om een cel te infecteren, deze eerst herkennen en zich aan deze cel binden. Hiervoor heeft een virus op zijn oppervlak moleculen waarmee het aan moleculen op de celmembraan van de gastheercel, de receptoren, kan binden. Virussen kunnen alleen cellen infecteren met de juiste receptoren op de celmembraan. Verschillende virussen herkennen heel verschillende receptoren op gastheercellen en daarmee zijn virussen dus zeer gastheerspecifiek. Bijvoorbeeld het influenzavirus infecteert primair de epitheelcellen van de luchtwegen en het hepatitis B-virus de levercellen.

Na binding aan de gastheercel dringt het virus de cel binnen. Vervolgens wordt het virus ontmanteld, dat wil zeggen dat het in zijn componenten uiteenvalt zodat het DNA of RNA vrijkomt. Het virale DNA of RNA wordt door de gastheercel vermenigvuldigd. Het DNA of RNA van het virus bevat de genetische informatie voor de virale eiwitten. Deze genen worden afgelezen en de virale eiwitten worden in grote hoeveelheden geproduceerd.

De verschillende gevormde componenten van het virus worden weer bij elkaar gebracht en er worden nieuwe virusdeeltjes geassembleerd. De nieuwe virusdeeltjes komen vervolgens vrij uit de gastheercel. Dit vrijkomen gebeurt bij verschillende virussen op verschillende manieren. Sommige virussen laten de cel lyseren en komen zo
vrij, andere virussen komen vrij door knopvorming (budding) vanaf de celmembraan.
In een geïnfecteerde cel kunnen zo duizenden nieuwe virusdeeltjes geproduceerd
worden.

Virussen worden direct of indirect van mens op mens overgedragen. De voornaamste
routes van overdracht zijn:

a Direct contact met de geïnfecteerde huid of slijmvliezen, waaronder ook overdracht tijdens seksueel verkeer valt. Voorbeelden zijn papillomavirussen (veroorzakers van wratten), herpessimplexvirus, epstein-barrvirus, cytomegalovirus.

b Door de lucht via aerosolen. Aerosolen zijn kleine druppeltjes die kortere of langere tijd in de lucht zweven en waarin zich infectieuze virusdeeltjes bevinden. Voorbeelden hiervan zijn varicellazostervirus en influenzavirus.

c Feco-orale overdracht waarbij virussen die in de feces worden uitgescheiden via
besmette handen of oppervlakken aan de volgende persoon worden doorgegeven.
Dit is de overdrachtsvorm van het hepatitis A-virus, enterovirussen en gastro-ente-
ritisvirussen zoals rotavirus, adenovirus en norovirus.

d Direct bloed-bloedcontact. Het met virus besmet bloed wordt hierbij direct in de
bloedbaan of weefsels van de nieuwe gastheer gebracht. Voorbeelden hiervan zijn
hiv, hepatitis B- en -C-virus.

e Verticale transmissie van moeder op kind tijdens de zwangerschap of tijdens de
bevalling, zoals bij hepatitis B-virus, hiv, rubellavirus en cytomegalovirus.

3.7.1 Diagnostiek van virale infecties

De laboratoriumdiagnostiek van virale infecties kan, zoals dat ook voor andere micro-
organismen geldt, op vier verschillende manieren worden uitgevoerd (zie ook paragraaf 3.3.2. diagnostische technieken in de medische microbiologie).

Directe detectie

Viruspartikels zijn te klein om met een lichtmicroscoop zichtbaar te maken. Een zeer
algemene methode voor de directe detectie van viruspartikels is de elektronenmicroscopie. Hiermee kunnen in principe alle virussen zichtbaar gemaakt worden, ook als
de antigene eigenschappen en groeicondities niet bekend zijn. Het nadeel is dat het
een relatief dure, arbeidsintensieve en ongevoelige methode is. Er moeten minimaal
106 viruspartikels per ml materiaal aanwezig zijn om ze onder de elektronenmicroscoop te detecteren.

Directe detectie van virale antigenen met behulp van immunofluorescentie of ELISA
wordt in de virologische diagnostiek in enkele specifieke gevallen toegepast om snel
de diagnose te kunnen stellen. Directe immunofluorescentie op nasofarynxmateriaal

is bijvoorbeeld mogelijk om respiratoir syncytieel virus (RSV), een veelvoorkomende verwekker van ernstige luchtweginfecties bij baby's, aan te tonen.

Celkweek

Isoleren van een virus uit patiëntenmateriaal is veelal alleen mogelijk vroeg in de infectie omdat alleen dan grote hoeveelheden delend virus vrijkomen. Beslissend voor het succes van virusisolatie is niet alleen het tijdstip van afname van het materiaal maar ook de kwaliteit van het monster en de snelheid van transport, omdat virussen buiten het lichaam vaak maar kort kunnen overleven. Materialen voor virale kweek worden over het algemeen ingestuurd in een speciaal virustransportmedium waarin virusstabiliserende stoffen zitten en antibiotica om de eventueel in het materiaal aanwezige bacteriën te remmen.

Virussen zijn obligaat intracellulaire parasieten en hebben dus een gastheercel nodig om zich te vermenigvuldigen. Zij worden gekweekt op speciaal daarvoor aangelegde cellijnen.

De beënte cellen worden dagelijks onder de microscoop gescreend op veranderingen in morfologie die het gevolg kunnen zijn van virusvermeerdering. Deze morfologische veranderingen verschillen van virus tot virus en worden cytopathologisch effect (CPE) genoemd.

Moleculaire diagnostiek

Hierbij wordt het virale RNA of DNA geamplificeerd tot een zichtbare hoeveelheid en zichtbaar gemaakt op een gel.

Serologie

Serologie is de meest gebruikt diagnostische methode binnen de virologie. Er wordt gezocht naar een stijging in virusspecifieke antistoftiter tussen twee bloedmonsters afgenomen in de acute fase van de ziekte en enkele weken later ofwel naar virusspecifiek IgM of IgA.

3.7.2   Bloedoverdraagbare virussen in de gezondheidszorg

Hepatitis B- en -C-virus en het humaan immunodeficiëntievirus (hiv) zijn voor medewerkers in de gezondheidszorg van speciale betekenis omdat ze onder andere overdraagbaar zijn via direct bloedcontact en chronische levensbedreigende ziekten kunnen veroorzaken.

Hepatitisvirussen

Er zijn meerdere hepatitisvirussen (hepatitis A tot en met E). Zij zijn taxonomisch niet aan elkaar verwant maar hebben met elkaar gemeen dat zij een infectie van de lever kunnen veroorzaken.

Het hepatitis A-virus en het hepatitis E-virus veroorzaken een acute hepatitis en worden via de feco-orale route overgedragen. Zij veroorzaken geen chronische hepatitis en worden niet of nauwelijks via bloed-bloedcontact overgebracht.

Het hepatitis B-virus (HBV) is de veroorzaker van de zogenaamde serumhepatitis. HBV is het enige bekende lid van de familie der hepa-DNA-virussen dat infecties bij de mens veroorzaakt. HBV bevat DNA als erfelijk materiaal. Het wordt overgedragen via seksueel contact, verticaal van moeder op kind, tijdens de bevalling en ook via direct bloed-bloedcontact. Bij een infectie met HBV worden door de geïnfecteerde levercellen naast infectieuze partikels ook grote hoeveelheden los oppervlakteantigeen, het HbsAg, uitgescheiden. Van deze eigenschap van de HBV-infectie wordt in de diagnostiek gebruikgemaakt omdat dit tijdens de infectie gemakkelijk in het bloed aantoonbaar is. De incubatietijd van een HBV-infectie is twee tot zes maanden. Hepatitis B is meestal een zelflimiterende infectie. Na enige tijd zal het virus door het lichaam geklaard worden en worden antistoffen tegen het HbsAg aantoonbaar in het bloed. In een klein deel van de infecties (1-5%) is het lichaam niet in staat het virus te klaren en ontstaat een chronische infectie, waarbij het HbsAg langere tijd aantoonbaar blijft. Na jaren kan bij een chronische infectie leverfalen en leverkanker ontstaan. Infectie met HBV is goed te voorkomen door middel van vaccinatie.

Het hepatitis C-virus (HCV) is een lid van de familie der flaviviridae, het bevat RNA als erfelijk materiaal. HCV wordt voornamelijk via bloed-bloedcontact overgedragen en minder vaak via seksueel contact of verticaal van moeder op kind. Een infectie met hepatitis C wordt in 75% van de gevallen een chronische infectie en kan op de lange duur net als hepatitis B leverfalen en leverkanker veroorzaken. Er is op dit moment geen vaccin tegen HCV beschikbaar.

Hiv

Het humaan immunodeficiëntievirus (hiv) is een lid van de familie der retrovirussen. De retrovirussen zijn RNA-virussen met een envelop. Tijdens de replicatie wordt eerst van het RNA DNA afgeschreven. Dit proces wordt omgekeerde of reversed transcriptie genoemd en hieraan dankt deze groep virussen zijn naam. Het DNA wordt vervolgens ingebouwd in het genoom van de gastheercel.

Hiv is overdraagbaar via seksueel contact, via direct bloedcontact en ook verticaal van moeder op kind. Er zijn geen aanwijzingen dat overdracht via normaal sociaal contact of via de lucht of voedsel kan optreden.

Het hiv is een snel muterend virus. Hierdoor veranderen tijdens de infectie steeds de oppervlakteantigenen waardoor de immunologische respons van de gastheer steeds omzeild wordt. Het hiv is zo in staat zich in het lichaam te handhaven en een chronische infectie te veroorzaken.

Tijdens de infectie met hiv worden wel antistoffen gevormd. Deze zijn niet beschermend tegen de infectie maar ze kunnen wel gebruikt worden voor de diagnostiek.

Hiv infecteert vooral CD4-positieve T-cellen, dit zijn leukocyten die een belangrijke rol spelen in ons afweersysteem. Gedurende de infectie worden steeds meer van deze cellen vernietigd door het virus. Door het gebrek aan CD4-positieve T-cellen ontstaat een sterk verminderde immuniteit. Hierdoor krijgt de patiënt infecties met micro-organismen waarvan een gezonde persoon geen last heeft (opportunistische infecties) en speciale maligniteiten zoals het kaposisarcoom. Dit syndroom wordt aids (acquired immunodeficiency syndrome) genoemd.

4 Epidemiologie van infectieziekten

C.M.J.E. Vandenbroucke-Grauls en H.H.M. Meester

4.1   Inleiding

Epidemiologie is de wetenschap die frequenties van ziekte in een bevolking en de determinanten daarvan bestudeert. De epidemiologie is dus de studie van hoe ziekten in een bevolking verdeeld zijn en waarom. Met ziekten bedoelt men niet uitsluitend infectieziekten, maar ziekten in het algemeen. De epidemiologie kan bijvoorbeeld de frequentie van hart- en vaatziekten of van kanker of van maag-darmziekten bestuderen. Wij zullen ons hier beperken tot de epidemiologie van infectieziekten.

4.2   Doel van de epidemiologie

De epidemiologie beoogt het helpen begrijpen en verklaren van het optreden van ziekten teneinde therapeutische en preventieve maatregelen te kunnen treffen. Tevens kan de epidemiologie een bijdrage leveren aan de evaluatie van interventie en preventie.

Voor het begrijpen van een infectieziekte moeten we het geheel van de infectieketen leren kennen, dat wil zeggen de verwekker, de besmettingsbron, de besmettingsweg, de porte d'entrée en de gevoelige gastheer. Het opsporen van de verwekker gebeurt middels microbiologisch onderzoek. De wijze van verspreiding van de verwekker onderzoeken en het karakteriseren van de gevoelige gastheer is de taak van de infectieziekte-epidemiologie.

4.3   Infectieketen

Infectieziekten zijn ziekten die veroorzaakt worden door een micro-organisme (bacterie, virus, schimmel of protozoön) dat zich in de weefsels of op het oppervlak van slijmvliezen van de gastheer vermenigvuldigt en schade veroorzaakt. Om zich te handhaven moet een micro-organisme in staat zijn om vanuit een reservoir of besmettingsbron een gastheer te bereiken en binnen te dringen. Verder moet het zich in de gastheer kunnen vermenigvuldigen. Dit geheel van verwekker, besmettingsbron, besmettingsweg, porte d'entrée en gevoelige gastheer noemen we de infectieketen (afbeelding 4.1).

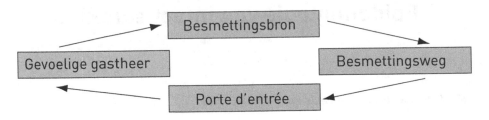

Afbeelding 4.1   Infectieketen

4.3.1   Besmettingsbron

De bron van micro-organismen kan zich bevinden in mensen, dieren of in de omgeving. Voor veel infectieziekten is de bron een mens die ziekteverschijnselen heeft. De bron kan ook een mens zijn die zelf (nog) geen klachten heeft. In dat laatste geval spreken we van een drager. Een drager kan iemand zijn die zich nog in de incubatietijd van de ziekte bevindt en nog geen symptomen heeft. Veel infectieziekten zijn juist in dit stadium zeer besmettelijk (bijvoorbeeld mazelen, bof, rodehond). Een drager kan ook iemand zijn die wel een infectie doormaakt, doch slechts subklinisch (dat wil zeggen niet-waarneembaar). Dit is bijvoorbeeld vaak het geval bij poliomyelitis of bij hepatitis A bij kinderen. Soms ontstaat dragerschap na het doormaken van de infectie, wanneer de persoon hersteld is, doch nog steeds micro-organismen uitscheidt (bijvoorbeeld bij darminfectie door *Salmonella sp.*). Wanneer een drager de verwekker zeer lang bij zich houdt, spreken we van een chronische drager (bijvoorbeeld bij hepatitis B).
Indien een dier de bron voor een infectieziekte is, noemen we dit een zoönose (bijvoorbeeld brucellose of rabiës).
Voor sommige infectieziekten en infecties is de bron of het reservoir te vinden in de omgeving: in de grond (*Clostridium tetani*, de verwekker van tetanus), in water (*Legionella pneumophila*, de verwekker van veteranenziekte), en in apparatuur van ziekenhuizen (bijvoorbeeld *Pseudomonas aeruginosa*).

Infecties kunnen veroorzaakt worden door micro-organismen die tot de eigen flora behoren (bijvoorbeeld wondinfecties door *Staphylococcus aureus* of urineweginfecties door *Escherichia coli*). Dergelijke infecties noemen we endogeen, in tegenstelling tot infecties vanuit een externe bron, die we exogeen noemen. In het ziekenhuis kan de flora van de gastheer veranderen onder invloed van antibioticagebruik of door overdracht van het micro-organisme van de ene patiënt naar de andere. Wanneer men een bepaalde ziekenhuisbacterie bij een patiënt aantreft zonder dat er sprake is van een infectie, zegt men dat de patiënt gekoloniseerd is.

4.3.2   Besmettingsweg

De overdracht van micro-organismen van de bron naar een gastheer kan plaatsvinden via direct of indirect contact of via de lucht.
Direct contact omvat de onmiddellijke overdracht van persoon tot persoon via lichaamsvloeistoffen (speeksel, feces, urine, sperma, bloed), via de handen of via

druppels door aanhoesten. Er is sprake van indirect contact wanneer de overdracht plaatsvindt via voorwerpen (bijvoorbeeld besmette medische instrumenten of ziekenhuisapparatuur), via voedsel (bijvoorbeeld besmet met *Salmonella sp*.), via de lucht (aerogeen) door verspreiding van druppelkernen, huidschilfers of stof, of via een levende vector zoals muggen en vliegen.

4.3.3 Porte d'entrée

De plaats waar een micro-organisme een nieuwe gastheer binnendringt, noemen we de porte d'entrée. We kennen zes portes d'entrée bij de mens: de luchtwegen (via inademen), het maag-darmkanaal (via voedsel), het urogenitaal stelsel (via seksueel contact of opstijgend via de urethra), de huid en slijmvliezen (via wonden), de placenta (overdracht van moeder op kind) en de bloedbaan (parenteraal).

4.3.4 Gevoelige gastheer

Aan het eind van de infectieketen staat de gevoelige gastheer, dat wil zeggen de gastheer die niet beschikt over voldoende afweer tegen het binnendringende micro-organisme. De gevoeligheid van een gastheer wordt bepaald door genetische factoren en door zijn algemene en specifieke afweer. Algemene en specifieke afweer kunnen door omgevingsfactoren beïnvloed worden, zoals voedingstoestand, roken, medicijnen, medische ingrepen en dergelijke (zie hoofdstuk 5, Weerstand en immuniteit).

4.4 Endemie, epidemie, pandemie

De epidemiologie van infectieziekten bestudeert hoe en waarom een infectieziekte in een bepaalde bevolking verdeeld is. Sommige infectieziekten komen over een langere tijd in een constante frequentie in een bevolking voor. We zeggen dat zij endemisch voorkomen. Dit is bijvoorbeeld het geval voor pneumokokkenpneumonieën in Nederland of voor tuberculose in ontwikkelingslanden. Wanneer zich binnen een korte tijdsperiode plotseling meer gevallen voordoen (meer dan het endemisch niveau) van een bepaalde infectieziekte, spreken we van een epidemie. Zo komen in Nederland regelmatig influenza-epidemieën voor. Wanneer een epidemie zich uitstrekt over verschillende werelddelen noemen we dit een pandemie. Ziekenhuisinfecties komen endemisch voor in alle ziekenhuizen, dat wil zeggen dat er steeds een aantal patiënten met ziekenhuisinfecties in het ziekenhuis aanwezig is. Soms ontstaan, na introductie van een bepaald micro-organisme, of ten gevolge van besmetting van apparatuur bijvoorbeeld, lokale epidemieën, dat wil zeggen het aantal ziekenhuisinfecties neemt toe boven het gewone niveau. Of een bepaalde infectieziekte dan wel ziekenhuisinfectie endemisch of epidemisch voorkomt, hangt af van lokale factoren: zo kunnen twee patiënten met een infectie met een meticillineresistente *Staphylococcus aureus* in een Nederlands ziekenhuis een epidemie zijn, terwijl meerdere patiënten in een Frans ziekenhuis slechts het endemische niveau aangeven.

4.5 Epidemiologie van ziekenhuisinfecties

Zoals voor alle infecties, geldt ook voor ziekenhuisinfecties dat de verspreiding ervan plaatsvindt via de infectieketen, dat wil zeggen van bron via besmettingsweg naar gevoelige gastheer. De eigenschappen van de verschillende verwekkers en hun vermogen om zich in het ziekenhuismilieu te handhaven zullen vooral bepalen waar we de typische verwekkers van ziekenhuisinfecties kunnen aantreffen en langs welke weg ze verspreid zullen worden.

4.5.1 Bacteriën

Staphylococcus aureus (*S. aureus*), een grampositieve kok, is van oudsher een beruchte verwekker van ziekenhuisinfecties, met name van postoperatieve wondinfecties. *S. aureus* wordt aangetroffen op het neusslijmvlies van gezonde dragers, bij sommigen ook op het perineum. Ongeveer 20% van de mensen is permanent drager van *S. aureus*, een andere 20% is nooit drager. Het overige deel van de mensen is intermitterend drager, dat wil zeggen is af en toe drager van wisselende *S. aureus*-stammen. Vanuit de neus wordt de bacterie verspreid over de huid. De huid van de mens schilfert voortdurend af; de huidschilfers, waarop stafylokokken kunnen voorkomen, maken een groot deel van het huishoudelijke stof uit. Stafylokokken kunnen in dit stof overleven omdat zij, zoals de meeste grampositieve micro-organismen, sterk bestand zijn tegen uitdroging. De meest frequent voorkomende infecties door *S. aureus* zijn de wondinfecties, in het ziekenhuis de postoperatieve wondinfecties. Meestal zijn de stafylokokken afkomstig van de patiënt zelf, soms kunnen epidemieën optreden ten gevolge van de introductie van een virulente stam in het ziekenhuis. Zo worden sinds enkele jaren de Nederlandse ziekenhuizen geconfronteerd met de meticillineresistente *S. aureus* (MRSA), die ongevoelig is voor de meest gangbare antibiotica. Overdracht gebeurt vooral via de handen van het personeel, doch kan ook plaatsvinden via de lucht, zodat strikte isolatie van patiënten met dergelijke stafylokokken nodig is om verspreiding ervan te voorkomen.

Recentelijk zijn in Japan en Amerika MRSA-stammen geïsoleerd die ook tegen vancomycine resistent zijn, waardoor het aantal middelen waarmee infecties met deze bacteriën behandeld kunnen worden zeer beperkt wordt. Sinds kort zijn twee nieuwe middelen op de markt voor de behandeling van infecties met grampositieve bacteriën, linezolid en daptomycine. Ook tegen deze middelen is reeds resistentie waargenomen.

Coagulasenegatieve stafylokokken. Deze stafylokokken behoren tot de normale huidflora van iedere mens. In het ziekenhuis zijn zij de laatste twintig jaar berucht geworden als verwekker van zogenaamde vreemd-lichaaminfecties, dat wil zeggen infecties ter hoogte van geïmplanteerde kunststofprothesen, zoals gewrichtsprothesen, hartkleppen, shunts en dergelijke. Patiënten die gedurende langere tijd een infuus of centrale lijn hebben, staan bloot aan het risico van kolonisatie van de lijn met *coagulasenega-*

tieve stafylokokken, dat kan resulteren in een sepsis met dit micro-organisme. Profylactisch gebruik van antibiotica preoperatief en uiterst nauwkeurige implantatietechniek behoren tot de preventieve maatregelen voor vreemd-lichaaminfecties. Goede katheterzorg is belangrijk ter voorkoming van de kathetersepsis.

Enterokokken. Enterokokken behoren, zoals hun naam aangeeft, tot de normale darmflora en komen voor zowel bij mensen als bij dieren. Sinds een tiental jaren zijn deze darmbacteriën in opkomst als ziekenhuispathogenen. Het zijn de verwekkers van opportunistische infecties bij patiënten met intravasculaire katheters of blaaskatheters. Daarnaast kunnen zij bij patiënten die behandeld zijn met cytostatica en neutropeen, bacteriëmieën veroorzaken. Deze bacteriën zijn van nature reeds vrij resistent. Middelen van eerste keuze voor de behandeling van enterokokkeninfecties zijn amoxicilline en vancomycine. Een groeiend probleem in de Verenigde Staten zijn enterokokken die resistent zijn voor vancomycine en amoxicilline (VRE, vancomycineresistente enterokokken). Zij worden in de grote Amerikaanse ziekenhuizen bij 15 tot 25% van de patiënten op intensivecare-units aangetroffen. In Nederland zijn infecties met VRE nog steeds uiterst zeldzaam, doch VRE wordt wel aangetroffen in de darm van 2-3% van gezonde personen.

Escherichia coli, *Enterobacter sp.*, *Klebsiella sp.*, *Serratia sp.* Deze micro-organismen behoren tot de groep der *Enterobacteriaceae*, de darmbacteriën. Dit zijn allemaal gramnegatieve staafjes. In het ziekenhuis zijn zij bekend als verwekkers van urineweginfecties, vooral bij gekatheteriseerde patiënten, en van ziekenhuispneumonieën. Zoals alle gramnegatieve staven zijn zij niet bestand tegen uitdroging, zodat voor overdracht direct contact nodig is. Dit gebeurt vooral via de handen van het ziekenhuispersoneel. Infecties door *E. coli* worden veroorzaakt door stammen die meestal tot de eigen flora van de patiënt behoren, zodat deze infecties vrijwel altijd endogeen zijn. *Enterobacter sp.* is een bacteriesoort die goed gedijt in glucoseoplossingen. Er zijn verschillende epidemieën van sepsis met *Enterobacter* beschreven, met als bron gecontamineerde infuusvloeistoffen. Dat overdracht van ziekenhuisflora via de handen van het personeel gebeurt, is vaak aangetoond voor *Klebsiella sp.* Dit micro-organisme is zelfs in staat om de huid van de vingers onder ringen (vochtige plek!) gedurende langere perioden te koloniseren. *Klebsiella*-stammen zijn veelal resistent voor verschillende antimicrobiële middelen. *Serratia sp.* is een bekende verwekker van een ziekenhuisinfectie. Een groeiend probleem bij *Enterobacteriaceae* is de resistentie tegen alle cefalosporines door productie van zgn. extended-spectrum bètalactamases, enzymen die cefalosporines afbreken.

Pseudomonas aeruginosa. Dit micro-organisme is berucht om zijn vermogen om zich in ieder vochtig milieu te handhaven en te vermenigvuldigen. Vanuit vochtige reservoirs (bijvoorbeeld bevochtigingsapparatuur, beademingsapparatuur en dergelijke) kunnen epidemieën ontstaan. Ook dit micro-organisme is resistent tegen verschillende antimicrobiële middelen. Het is een gevreesde verwekker van infecties bij patiënten met immunologische afweerstoornissen, omdat infecties met *Pseudomonas sp.* in deze patiëntengroep een slechte prognose hebben.

Acinetobacter sp. Dit micro-organisme komt voor als normale commensaal op de huid, en kan zich net als *Pseudomonas aeruginosa* goed handhaven in een vochtig milieu. Ook in een droog milieu kan deze bacterie ongeveer drie weken overleven. Ziekenhuisinfecties met deze bacterie kunnen dus zowel endogeen als exogeen zijn. Epidemieën ten gevolge van contaminatie van beademingsapparatuur met multiresistente stammen zijn herhaaldelijk beschreven.

4.5.2 Virussen

Hepatitis B-virus. Dit virus wordt overgedragen via bloed, de porte d'entrée is parenteraal. Dit betekent dat hepatitis B in het ziekenhuis overgedragen kan worden via bloed en bloedproducten. Sinds uitsluitend gesteriliseerde medische hulpmiddelen parenteraal gebruikt worden, bloed voor donatie gescreend wordt en risicogroepen gevaccineerd worden, is de incidentie van hepatitis B in het ziekenhuis sterk gedaald. De hoogste prevalentie van dragerschap van hepatitis B vinden we bij hemodialysepatiënten en patiënten die stollingsfactoren toegediend krijgen. Enkele voorbeelden van risicogroepen bij het personeel zijn de medewerkers van dialyseafdelingen, operatiekamers, laboratoria en huishoudelijke diensten. De preventie van overdracht van hepatitis B naar de ziekenhuismedewerkers berust op preventie van prikaccidenten. Sinds 1985 beschikken we over een vaccin tegen hepatitis B; alle ziekenhuismedewerkers die in contact kunnen komen met bloed kunnen middels vaccinatie beschermd worden. Dit is ook in de Arbeidsomstandighedenwet opgenomen.

Hepatitis C-virus. Een recent herkend virus is het hepatitis C-virus. Dit virus wordt evenals het hepatitis B-virus overgedragen via bloed en bloedproducten, maar niet via seksueel contact. De prevalentie van infecties is vooral hoog bij intraveneuze druggebruikers. De meeste infecties met hepatitis C verlopen asymptomatisch, in 20% van de gevallen treedt geelzucht op. De infectie kan chronisch verlopen en dit virus wordt nu herkend als een risicofactor voor hepatocellulair carcinoom.

Humaan immunodeficiëntievirus of hiv. Dit virus wordt, net als het hepatitis B-virus, overgedragen via bloed en bloedproducten en via seksueel contact. Bij een prikaccident wordt altijd door de Arbodienst nagegaan hoe groot het risico voor hepatitis B, hepatitis C en hiv is. In geval van een hiv-risico wordt direct postexpositieprofylaxe (PEP) aangeboden. Het is dus van belang een prikaccident direct te melden.

4.5.3 Schimmels en gisten

Schimmels en gisten zijn sinds het begin van de jaren tachtig opgekomen als verwekkers van ziekenhuisinfecties. De oorzaak hiervan is dat deze micro-organismen bijna uitsluitend infecties veroorzaken bij patiënten met ernstige stoornissen van de immunologische afweer; het aantal van dergelijke patiënten neemt de laatste jaren toe. Schimmels komen normaal in de lucht voor. Vatbare patiënten (bijvoorbeeld na beenmergtransplantatie) lopen vooral risico op pneumonieën. Deze patiënten kunnen beschermd worden door verpleging in kamers die voorzien zijn van speciale luchtfiltersystemen.

Gisten komen in kleine aantallen voor in de normale darm. Zij kunnen tot grote aantallen uitgroeien bij veelvuldig gebruik van antibiotica. Dit kan aanleiding geven tot kolonisatie van de huid en de slijmvliezen en van daaruit tot infecties.

4.5.4 Protozoa

Protozoa spelen geen rol bij ziekenhuisinfecties in Nederland. Deze micro-organismen hebben vaak een tussengastheer nodig (malaria – mug, toxoplasmose – kat) om zich te verspreiden naar de mens.

5 Weerstand en immuniteit

J.P. van de Merwe

5.1 Weerstand

De mens wordt omringd door talloze micro-organismen (bacteriën, virussen en schimmels) zonder dat dit in de regel tot ziekte leidt. Blijkbaar beschikt de mens over een natuurlijke weerstand tegen infectieziekten. Daarnaast blijkt dat het doormaken van een infectieziekte leidt tot een verhoogde weerstand. Deze verhoogde weerstand of immuniteit geldt alleen voor de betreffende ziekte en niet voor andere infectieziekten, reden waarom wordt gesproken van specifieke immuniteit. Op basis van het al dan niet bij de geboorte reeds aanwezig zijn en de erbij betrokken cellen en eiwitten wordt de weerstand onderverdeeld in de *barrières*, de *niet-specifieke weerstand* en de *specifieke weerstand* (zie afbeelding 5.1).

De barrières en de niet-specifieke weerstand zijn normaal altijd bij iedereen aanwezig en worden samen de *natuurlijke weerstand* genoemd in tegenstelling tot de *verworven weerstand* of specifieke weerstand. De cellen en eiwitten die de basis vormen van de niet-specifieke weerstand worden samen het *niet-specifieke immuunsysteem* genoemd en de cellen en eiwitten die verantwoordelijk zijn voor de specifieke weerstand het *specifieke immuunsysteem*.

De *niet-specifieke weerstand* komt tot stand door cellen zoals granulocyten, macrofagen, dendritische cellen en natural killer-cellen en door de complementfactoren. De onderdelen van deze niet-specifieke weerstand zijn al bij de geboorte volledig functioneel en niet afhankelijk van een eerder contact met bijvoorbeeld een micro-organisme.

De *specifieke weerstand* wordt gevormd door T-lymfocyten en B-lymfocyten, die na verandering in plasmacellen specifieke antistoffen vormen. De onderdelen van de niet-specifieke en de specifieke weerstand werken nauw samen. Op deze manier kan de weerstand effectief infecties bestrijden of voorkomen. Dezelfde reacties kunnen echter ook ziekten veroorzaken als ze tegen lichaamseigen bestanddelen zijn gericht. De wijze waarop de onderdelen van de niet-specifieke en specifieke weerstand met elkaar samenwerken bij de reacties op contact met antigenen wordt besproken in paragraaf 5.2.

Naast de hierboven genoemde indeling kan de weerstand ook op een andere wijze worden ingedeeld, bijvoorbeeld in *plaatselijk* en *algemeen* ('systemisch') of in *humoraal* en *cellulair*. Met humoraal worden stoffen in vloeistof bedoeld, zoals complementeiwitten en antistoffen. Cellulair heeft betrekking op cellen, zoals granulocyten, macrofagen en lymfocyten.

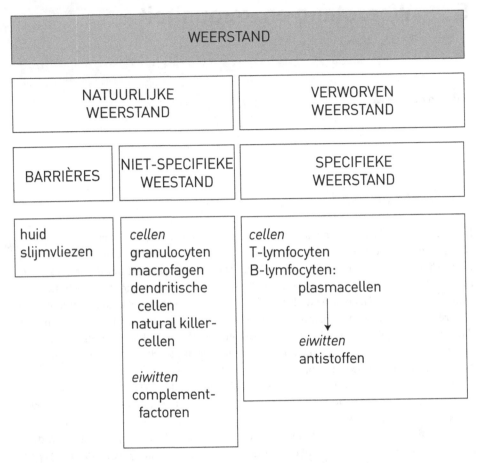

Afbeelding 5.1 Schematische indeling van de weerstand

Belangrijke afwijkingen in een van de onderdelen van het immuunsysteem (immunodeficiëntie) kunnen leiden tot recidiverende (telkens terugkerende) of chronische (langdurige) infecties en/of infectieziekten.

Veel cellen van het immuunsysteem hebben grote invloed op de functie van andere cellen van het immuunsysteem in hun omgeving. Deze invloed komt tot stand door eiwitten die de cellen uitscheiden (cytokinen), vaak nadat ze eerst zelf door andere cellen op deze wijze zijn beïnvloed. Er bestaan vele verschillende cytokinen met diverse namen. Een belangrijke plaats hierbij nemen de interleukinen in, aangeduid met IL gevolgd door een nummer. Cytokinen bieden in toenemende mate belangrijke aangrijpingspunten voor de behandeling van ziekten.

Met monoklonale antistoffen is het mogelijk steeds meer eiwitten te herkennen op de oppervlakte van cellen van het immuunsysteem. De monoklonale antistoffen hebben namen als anti-CD (CD komt van *clusters of differentiation*) gevolgd door een nummer. Het eiwit dat wordt herkend wordt aangeduid met CD en hetzelfde nummer. Alle T-lymfocyten hebben bijvoorbeeld het CD3 op hun oppervlak en de meeste T-cellen daarnaast ook onder andere CD4 of CD8. Deze eiwitten kunnen worden herkend met respectievelijk de monoklonale antistoffen anti-CD3, anti-CD4 en anti-CD8. Dit soort verschillen in oppervlakte-eiwitten vertaalt zich bij veel cellen van het immuunsysteem in belangrijke verschillen in uitrijping en/of functie.

5.1.1 Barrières

De normale onbeschadigde huid is vrijwel ondoordringbaar voor micro-organismen. Slijmvliezen vormen ook een barrière, maar micro-organismen kunnen 'een voet aan de grond' krijgen als ze aan het slijmvlies kunnen hechten. Bijzondere structuren kunnen de weerstand van de slijmvliezen verhogen, zoals de trilharen in de luchtwegen, die op de slijmlaag terechtgekomen micro-organismen afvoeren. Andere manieren waarop micro-organismen worden verwijderd zijn het regelmatige loslaten van cellen (desquamatie), hoesten, niezen, peristaltische bewegingen en het 'schoonspoelende' effect van vloeistoffen, zoals gebeurt bij de ogen (traanvocht, huilen), in de mond (speeksel) en urinewegen. Daarnaast bevatten sommige lichaamsvloeistoffen *antimicrobiële* (de groei van micro-organismen remmende) stoffen zoals lysozym (o.a. in traanvocht en speeksel), lactoperoxidase (o.a. in speeksel) of zoutzuur (in de maag).

Toch zijn de huid en slijmvliezen bezet met omvangrijke bacteriële flora's, die per persoon en afhankelijk van de lokalisatie een vrij constante samenstelling hebben, de zogenaamde *residente* flora's. De residente flora's verhinderen dat andere, mogelijk schadelijke micro-organismen zich ter plaatse vestigen. Omdat de residente flora's op deze wijze de weerstand tegen infecties verhogen, worden ze vaak als onderdeel van de weerstand beschouwd. Men noemt deze weerstand de *kolonisatieresistentie*. Verstoring van de samenstelling van de residente bacterieflora (bijvoorbeeld door gebruik van antibiotica) leidt tot een verminderde kolonisatieresistentie met een verhoogde kans op kolonisatie door ziekmakende micro-organismen.

5.1.2 Niet-specifieke weerstand

Fagocyten

Granulocyten en macrofagen, samen aangeduid als fagocyten, kunnen micro-organismen opnemen (*fagocytose*) waarmee ze in aanraking komen. Dit verloopt vooral effectief als de micro-organismen zijn bezet met antistoffen en complementfactoren (*opsonisatie*). De achtergrond hiervan is dat de fagocyten bepaalde antistoffen en een bepaalde complementfactor goed kunnen binden waardoor de fagocyt het micro-organisme kan opnemen. Granulocyten zullen het micro-organisme hierna gewoonlijk doden en verteren. Macrofagen kunnen micro-organismen na opname meestal afbreken tot fragmenten die hun antigene eigenschappen behouden, waardoor ze kunnen worden herkend door andere cellen, de lymfocyten. Zo kunnen onder andere antistoffen tegen de fragmenten worden gemaakt.

Fagocyten kunnen stoffen maken die de weerstand verhogen. Een voorbeeld zijn de macrofagen die lysozym en sommige complementeiwitten produceren.

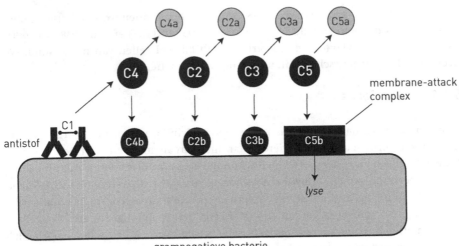

Afbeelding 5.2 Activering van het complementsysteem voorgesteld met behulp van een gramnegatieve bacterie. Als antistoffen antigenen op de bacterie herkennen, ontstaat een kettingreactie van splitsingen van achtereenvolgende complementfactoren C1, C4, C2, C3, C4 en C5 t/m C9. Hierbij worden bepaalde gesplitste complementfactoren op de bacterie afgezet terwijl andere zich in de omgeving verspreiden waardoor bijvoorbeeld granulocyten worden aangetrokken. Vorming van grote complexen van C5b-C9, zgn. membrane-attack complexen, kunnen celmembranen stukmaken van gramnegatieve bacteriën.

Complementfactoren

Het complementsysteem, of kortweg complement, bestaat uit een reeks eiwitten, zoals de complementfactoren C1 tot en met C9, properdine, factor B, mannosebindend lectine (MBL) en een aantal regulerende eiwitten. Complement is van groot belang voor het beginnen, versterken en 'bijsturen' van de ontstekingsreactie (zie verder). Het draagt er ook toe bij dat bacteriën kunnen worden gefagocyteerd. Deze opsonisatie verloopt het beste als er ook (opsoniserende) antistoffen bij betrokken zijn. Complement kan ook de celwand van bepaalde bacteriën (de gramnegatieve) beschadigen, waarna deze door lysozym verder kan worden afgebroken en de bacterie stukgaat (lysis). Betrokkenheid van het complementsysteem leidt tot het ontstaan van gesplitste complementfactoren (afbeelding 5.2) met belangrijke effecten onder andere op bloedvaatjes, zoals verwijding (sterkere doorbloeding), toename van de doorlaatbaarheid voor witte bloedcellen en eiwitten, en op fagocyten, die zich gericht gaan verplaatsen (chemotaxie).

Complement kan aan sommige bacteriën worden gebonden zonder dat er antistoffen bij betrokken zijn. Deze bacteriën kunnen dan onschadelijk worden gemaakt door lysis, fagocytose of door de ontstekingsreactie die hierop volgt.

Dendritische cellen

Dendritische cellen zijn weefselcellen die enigszins lijken op macrofagen. Dendritische cellen zijn echter gespecialiseerd in het transporteren van antigenen van de plaats van infectie naar het lymfeweefsel. Ze presenteren hier de antigenen aan T-lymfocyten die hierdoor worden geactiveerd. Cellen zoals dendritische cellen en macrofagen die antigenen aan andere cellen presenteren, worden gezamenlijk antigeenpresenterende cellen (APC's) genoemd.

Natural killer-cellen

Natural killer-cellen of NK-cellen zijn lymfocyten die niet behoren tot de B- of T-lymfocyten (zie verder). NK-cellen spelen waarschijnlijk een rol bij de weerstand tegen tumoren en virussen. Zo kunnen ze met virus besmette cellen doden door hiermee contact te maken en stoffen uit te scheiden waardoor de geïnfecteerde cellen gecontroleerd worden gedood (*apoptose*) en de virussen onschadelijk gemaakt.

5.1.3 Specifieke weerstand

De specifieke weerstand is de verhoogde weerstand tegen een bepaald micro-organisme die ontstaat na contact met dat micro-organisme en komt tot stand via de lymfocyten. Deze zijn in staat om het betreffende micro-organisme of fragment daarvan specifiek te herkennen. Er worden B-lymfocyten en T-lymfocyten onderscheiden.

De specifieke weerstand ontstaat pas enige tijd na een doorgemaakte infectie, omdat er eerst een toename van lymfocyten en antistoffen, de 'primary response', plaats moet vinden alvorens een effectieve bijdrage wordt geleverd aan de weerstand. Een aantal van de gevormde 'specifieke' lymfocyten blijft vele jaren bestaan en vormt het *geheugen* van het immuunsysteem. Hierdoor is bij een volgend contact met hetzelfde micro-organisme de reactie van het immuunsysteem sneller en sterker ('secondary response').

Bij een eerste infectie met een bepaald micro-organisme levert de specifieke afweer relatief laat een bijdrage aan de weerstand, reden waarom de niet-specifieke weerstand van groot belang is bij het beperken van de omvang van de infectie.

B-lymfocyten en antistoffen

De voorlopers van B-lymfocyten worden in het beenmerg gemaakt, waar ze zich ontwikkelen tot rijpe B-lymfocyten. Zowel B- als T-lymfocyten bezitten moleculen op de cel die bijvoorbeeld een bepaald micro-organisme of een fragment ervan kunnen herkennen, de *receptoren*. Het herkende materiaal wordt 'antigeen' genoemd. De antigeenreceptor op de B-lymfocyt bestaat uit twee lichte en twee zware eiwitketens (afbeelding 5.3). Zowel lichte als zware ketens bestaan uit een constant en een variabel deel. Binnen het variabele deel onderscheidt men regio's die door aparte genen worden gecodeerd. Tijdens de differentiatie van lymfocyten worden deze genen op DNA-niveau opnieuw gerangschikt, waardoor iedere cel een eigen combinatie van de genen krijgt. Hierbij worden de tussenliggende DNA-fragmenten verwijderd, waardoor de B-lymfocyt een unieke samenstelling van DNA krijgt. Zodra deze herschikking is voltooid, worden antistoffen geproduceerd en op de celmembraan als antigeenreceptor van de lymfocyt tot expressie gebracht. Zodra een B-lymfocyt via deze receptor het bijpassende antigeen heeft herkend, wordt de cel actief, gaat delen en rijpt uit tot een *plasmacel* die de antistoffen uitscheidt.

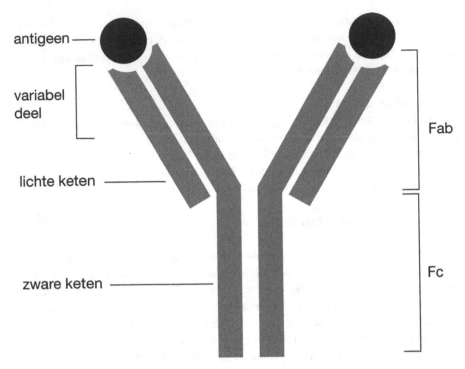

Afbeelding 5.3 Basisstructuur van antistoffen en de B-celreceptor. Antigenen worden gebonden door het variabele deel van de Fab-fragmenten. Het Fc-fragment is bepalend voor wat er daarna gebeurt.

Alle cellen die uit één bepaalde lymfocyt voortkomen zijn gericht tegen (= herkennen) hetzelfde antigeen en worden samen een *kloon* genoemd. Er zijn veel verschillende klonen, misschien zelfs 10^{10}, die elk met hun receptor een bepaald antigeen herkennen, zodat het lichaam via de lymfocyten op vrijwel elk antigeen kan reageren.

De basisstructuur van een antistofmolecuul bestaat eveneens uit twee lichte en twee zware eiwitketens (afbeelding 5.3). Antistoffen verhogen de weerstand door binding van de variabele gedeelten van de Fab-fragmenten aan micro-organismen of producten ervan, zoals bacteriële exotoxinen. Wat er daarna gebeurt, hangt af van de *klasse* (*isotype*) en/of *subklasse* van de antistof en verloopt via het Fc-fragment. Een andere veelgebruikte naam voor antistof is *immunoglobuline*. De (sub)klasse van een antistof wordt bepaald door de zware keten. Er worden vijf verschillende klassen van antistoffen onderscheiden, IgM, IgD, IgG, IgA en IgE. Bij IgA en IgG worden subklassen (IgA$_1$, IgA$_2$ en IgG$_1$, IgG$_2$, IgG$_3$ en IgG$_4$) onderscheiden, die ten dele verschillende functies hebben. Zo behoren IgG-antistoffen tegen eiwitantigenen veelal tot de IgG$_1$- en IgG$_3$-subklasse, terwijl IgG-antistoffen tegen polysacharideantigenen van bacteriekapsels vooral tot de IgG$_2$-subklasse behoren. IgG$_2$-tekorten kunnen dan ook resulteren in luchtweginfecties met kapselhoudende bacteriën.

De meeste immunoglobulineklassen zijn opgebouwd volgens de genoemde basisstructuur. IgM bestaat echter uit vijf van deze basiseenheden (pentameer). Terwijl IgA in bloed de basisstructuur heeft van één eenheid, bestaat het IgA in andere lichaams-vloeistoffen (secretoir IgA) uit twee en soms uit drie eenheden (dimeer en trimeer). IgG kan via het bloed vrijwel overal in het lichaam terechtkomen. IgG$_1$- en IgG$_3$-sub-klassen kunnen na binding met het antigeen complement activeren en hechten aan granulocyt of macrofaag. Hierdoor wordt het micro-organisme efficiënt geopsoni-seerd, gefagocyteerd, gedood en verteerd. IgG is vooral een antistof voor de afweer in weefsels.

IgA komt, als secretoir IgA, relatief veel voor in uitwendige vloeistoffen zoals traan-vocht, speeksel en slijm. Het kan de aanhechting van virussen of bacteriën aan li-chaamscellen verhinderen, waardoor de infectiekans afneemt. IgA is vooral een antistof voor de afweer op slijmvliezen en wordt voor een groot deel plaatselijk ge-produceerd.

IgM komt voornamelijk in het bloed voor en kan via activering van het complement-systeem fagocytose bevorderen. IgM is waarschijnlijk vooral van belang bij het verhin-deren van de verspreiding van micro-organismen via de bloedbaan.

IgE bindt vooral aan bepaalde weefselcellen, de mestcellen. Als het antigeen op zijn beurt aan IgE bindt, komen er stoffen vrij uit de mestcel (*degranulatie*) die ontstekings-reacties veroorzaken. IgE is van belang bij de afweer tegen parasitaire infecties, maar speelt ook een rol bij het ontstaan van allergische reacties.

IgD komt in geringe concentratie in het bloed voor. Samen met IgM is het aantoon-baar op de membraan van het merendeel van de B-cellen in het bloed en de lymfeklie-ren en fungeert wellicht als receptor voor antigeen.

T-lymfocyten

Voorloper-T-cellen maken een belangrijke ontwikkeling door in de thymus (zwezerik), waar ze uitrijpen tot functionele T-lymfocyten. Ongeveer 85% van de lymfocyten in het bloed zijn T-lymfocyten. T-lymfocyten bezitten ook een antigeenreceptor, maar in tegenstelling tot de B-lymfocyten kunnen ze niet een 'vrij' antigeen herkennen. De T-lymfocyt moet tegelijkertijd met het antigeen ook een lichaamseigen antigeen herkennen, het *HLA-antigeen* ('transplantatieantigeen'); dit wordt HLA-gerestricteerde antigeenherkenning genoemd. De HLA-antigenen spelen dus een belangrijke rol bij de normale immunologische reactie maar zijn ook de oorzaak van de afstoting van transplantaten.

Na herkenning van een antigeen kunnen T-lymfocyten verschillende functies uitoefe-nen, zoals 'helper', 'suppressor' of 'cytotoxische' functies.

Helper-T-lymfocyten (gewoonlijk herkenbaar aan het CD4-antigeen op de cel) oefenen stimulerende en regulerende functies uit, zoals stimulatie van uitrijping van andere T-lymfocyten en activatie van B-lymfocyten en macrofagen. CD4-positieve T-cellen wor-den op basis van de cytokinen die ze uitscheiden onderverdeeld in T-helper 1 (Th1)- en T-helper 2 (Th2)-cellen. Th1-cellen ontstaan onder invloed van uit macrofagen afkom-stig IL-12 en scheiden zelf o.a. interferon-g (IFN-g) uit; ze spelen een rol bij de type IV-reacties (zie verder). Onder invloed van de cytokinen IL-4 en IL-6 ontstaan Th2-cellen. Deze stimuleren via proliferatie en differentiatie van B-lymfocyten de vorming van an-tistoffen. Deze antistoffen spelen een rol bij de reacties van type I t/m III (zie verder).

Andere cytokinen kunnen leiden tot differentiatie van CD4-positieve T-cellen in CD25-positieve regulator-T-cellen (Treg-cellen). Subgroepen hiervan hebben een belangrijke invloed op welk type immunologische reactie op de voorgrond komt te staan na herhaald contact met bepaalde antigenen.

Cytotoxische T-lymfocyten (gewoonlijk met het CD8-antigeen op de cel) zijn in staat om andere cellen (bijvoorbeeld door virus geïnfecteerde cellen en tumorcellen) te doden.

Door hun regulerende functies spelen de verschillende T-lymfocyten een kardinale rol binnen het immuunsysteem. Het ontbreken van T-lymfocyten of afname van een bepaalde groep binnen de T-lymfocyten, zoals van CD4-positieve T-lymfocyten bij aids, leidt dan ook tot een ernstige verstoring van de afweer op meerdere niveaus.

5.2 De immunologische reactie op antigeen

De immunologische reactie op antigenen heeft grote gevolgen en kan worden beschouwd als een 'aan twee kanten snijdend zwaard'. Enerzijds vormt deze reactie de basis van de weerstand tegen bijvoorbeeld infectieziekten en is ze van levensbelang, anderzijds kan ze de oorzaak zijn van 'onnodige', soms ernstige of zelfs dodelijke ziekteverschijnselen, bijvoorbeeld bij *anafylactische reacties* en *auto-immuunziekten*. Onder auto-immuunziekten worden ziekten verstaan waarbij de reactie van het immuunsysteem op lichaamseigen bestanddelen tot ziekte leidt.

Bij de bespreking van de verschillende reactiemechanismen wordt er steeds van uitgegaan dat er eerst *sensibilisatie* heeft plaatsgevonden. Sensibilisatie ontstaat door de vorming van specifieke antistoffen of T-lymfocyten tegen het antigeen bij een eerste contact hiermee. Bij een volgend contact is de reactie eerder en sterker, reden waarom ook wordt gesproken van overgevoeligheidsreacties. Deze naam is wat misleidend omdat de reacties niet alleen nadelige effecten hebben maar ook van het grootste belang zijn bij de normale afweer tegen bijvoorbeeld micro-organismen.

5.2.1 Reactietypen

De immunologische reacties op antigenen worden onderverdeeld in vier reactietypen. Bij de eerste drie staan antistoffen centraal, bij de vierde T-lymfocyten en macrofagen. Vaak staat een van de typen op de voorgrond, maar ze komen waarschijnlijk meestal gelijktijdig voor.

Type-I-reacties (anafylaxie, direct type overgevoeligheid, atopie)

Type-I-reacties zijn veelal gericht tegen laagmoleculaire wateroplosbare 'onschuldige' eiwitantigenen, zoals graspollen. De sensibilisatie begint als de allergenen de slijmvliezen passeren (afbeelding 5.4). APC's nemen het allergeen op, breken het af tot peptiden en presenteren het aan CD4-positieve T-lymfocyten. Deze T-lymfocyten worden nu Th2-lymfocyten onder invloed van IL-4 en IL-6. De Th2-cellen scheiden IL-4, IL-5 en IL-13 uit, wat samen met andere signalen tussen de Th2-cel en B-lymfocyten leidt tot

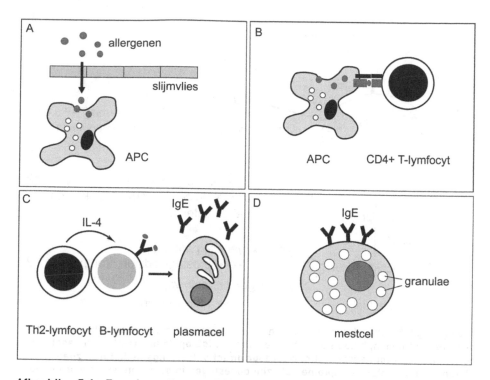

Afbeelding 5.4   Type-I-reactie: sensibilisatie voor een allergeen
A Het antigeen passeert het slijmvlies en wordt opgenomen door een antigeenpresenterende cel (APC).
B De APC breekt het antigeen af tot peptiden die door CD4-positieve T-lymfocyten worden herkend en activeert de T-lymfocyten om te veranderen in Th2-lymfocyten.
C De Th2-lymfocyten activeren B-lymfocyten die dezelfde peptiden herkennen waardoor deze uitrijpen tot plasmacellen die IgE tegen het peptide produceren en uitscheiden.
D Het tegen de peptiden gerichte IgE bindt aan mestcellen in het weefsel en basofiele cellen in het bloed.

productie van IgE. Het resultaat van de sensibilisatie is dat het gevormde IgE, gericht tegen het allergeen, aan bepaalde weefselcellen, de mestcellen, en aan basofiele cellen in het bloed bindt.

Bij hernieuwd contact met hetzelfde antigeen, wordt het antigeen gebonden aan dit celgebonden IgE (afbeelding 5.5). Hierdoor komen uit de mestcellen direct stoffen vrij (degranulatie) die reeds in blaasjes (*granulae*) liggen opgeslagen. Door deze stoffen, zoals heparine en histamine, ontstaat plaatselijk verwijding van haarvaten en samentrekking van gladdespiercellen. Bovendien worden door activering van het enzym fosfolipase A2 uit fosfolipiden in de celmembraan via arachidonzuur diverse stoffen (mediatoren) gesynthetiseerd. Voorbeelden van deze mediatoren zijn prostaglandinen, tromboxanen en leukotriënen. Deze stoffen veroorzaken 6-8 uur later een tweede reactie, onder andere door het aantrekken van witte bloedcellen.

Type-I-reacties spelen een rol bij het ontstaan van astma, eczeem, urticaria ('galbulten') en atopie voor huisstofmijt, pollen en bepaalde voedselbestanddelen. Ook de

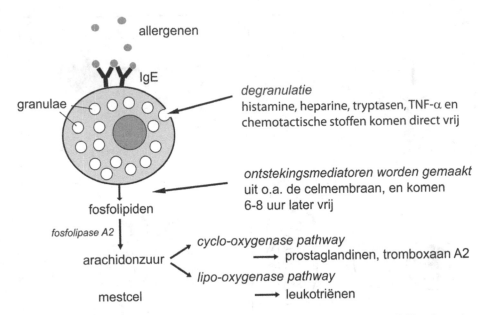

Afbeelding 5.5 Type-I-reactie: bij een nieuw contact na eerdere sensibilisatie met dezelfde antigenen, binden de antigenen aan het IgE op de mestcellen en basofiele cellen. Dit leidt tot degranulatie, waardoor direct ontstekingsmediatoren zoals histamine en tryptasen vrijkomen die zijn opgeslagen in de granulae. Er worden ook nieuwe ontstekingsmediatoren aangemaakt, onder andere uit de fosfolipiden van de celmembraan, die 6-8 uur later vrijkomen.

soms dodelijke reacties op wespensteken en injecties met bijvoorbeeld penicilline berusten op dit mechanisme.

Type-I-reacties kunnen ook gunstig zijn voor de gastheer zijn, bijvoorbeeld doordat ze een bijdrage te leveren aan de weerstand tegen parasitaire infecties.

Sommige geneesmiddelen (bijvoorbeeld aspirine) en stoffen zoals jodiumhoudende röntgencontrastmiddelen kunnen bij daarvoor gevoelige personen binden aan de IgE-receptoren op mestcellen. De mestcel reageert hier ook op met degranulatie en synthese van nieuwe producten. Het effect is te vergelijken met een anafylactische reactie maar kan dus optreden zonder dat de persoon eerder contact heeft gehad met het betreffende geneesmiddel of contrastmiddel en zonder dat er IgE bij is betrokken. Dit type reactie wordt daarom *anafylactoïde* reactie genoemd.

Type-II-reacties (antistofafhankelijke cytotoxiciteit)

Het resultaat van sensibilisatie is de vorming van IgG- of IgM-antistoffen tegen een oppervlakteantigeen van een cel. Dit kan een lichaamseigen of lichaamsvreemde cel zijn maar ook een bacterie. Bij een volgende contact met hetzelfde antigeen binden de IgG- of IgM-antistoffen aan dit antigeen op de cel. Het gevolg is dat de cel wordt gedood door granulocyten of macrofagen (fagocytose), natural killer-cellen (ADCC, *antibody-dependent cell-mediated cytotoxicity*) of door complement (*complement-mediated cytolysis*). Zie afbeelding 5.6.

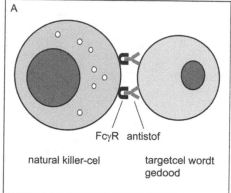
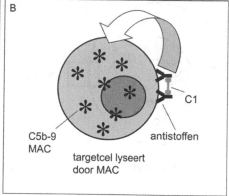

A

FcγR antistof

natural killer-cel

targetcel wordt
gedood

B

C5b-9
MAC

C1

antistoffen

targetcel lyseert
door MAC

Afbeelding 5.6   Type-II-reacties.
A Antistofafhankelijke cytotoxiciteit waarbij de targetcel geprogrammeerd wordt gedood (apoptose)
door NK-cellen.
B Complementgemedieerde cytolyse: na herkenning door antistoffen van het oppervlakteantigeen
op de cel wordt complement geactiveerd. Dit resulteert in het ontstaan van complexen van complementfactoren C5-C9, het membrane-attack complex (MAC). Door het MAC wordt de celwand
beschadigd waardoor de cel lyseert.

Dit type reactie speelt een belangrijke rol in de afweer tegen bacteriën (afbeelding
5.7). De bacterie wordt hierbij bezet door tegen de bacterie gerichte antistoffen. Hierna binden de antistoffen complement en wordt de bacterie bezet met splitsingsproducten van complement waaronder C3b. Zowel de antistoffen als splitsingsproducten
van complement op de bacterie geven fagocyten de mogelijkheid de bacterie te binden
en te fagocyteren. Andere splitsingsproducten trekken witte bloedcellen aan (*chemotaxis*).

Voorbeelden van ziekten door type-II-reacties zijn acuut reuma, waarbij antistoffen
tegen bepaalde bacteriën door kruisreactie ook met bepaalde cellen (bijvoorbeeld van
hartklep, gewrichten of hersenen) van sommige personen kunnen reageren waardoor
deze cellen stukgaan. Andere voorbeelden zijn bloedtransfusiereacties en de resusin-
compatibiliteit bij pasgeboren resuspositieve kinderen van resusnegatieve moeders
met antistoffen tegen het resusantigeen. Antistoffen tegen rode bloedcellen of bloedplaatjes kunnen op deze wijze bij auto-immuunziekten hemolytische anemie of trom-
bopenie veroorzaken.
De effecten van autoantistoffen tegen receptoren op lichaamscellen, waarbij vooral
de *functie* van de receptor wordt gestimuleerd of geblokkeerd, worden ook meestal
gerekend tot de type II-reacties. Bij de ziekte van Graves wordt de TSH-receptor op de
schildkliercellen door autoantistoffen tegen de TSH-receptor gestimuleerd, waardoor
de schildkliercellen schildklierhormoon gaan produceren. De productie van TSH door
de hypofyse neemt af als er genoeg schildklierhormoon is en toe als er te weinig is. De
schildklier maakt hierdoor minder of meer schildklierhormoon (te vergelijken met
een thermostaat). Bij de ziekte van Graves leidt de afname van TSH echter niet tot
minder schildklierhormoonproductie aangezien de TSH-receptor door de anti-TSH-an-

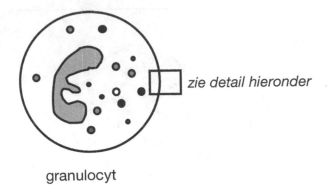

granulocyt

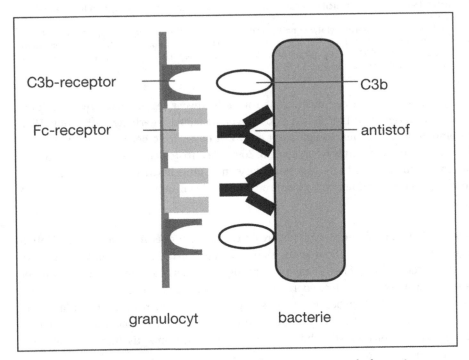

C3b-receptor — C3b

Fc-receptor — antistof

granulocyt   bacterie

**Afbeelding 5.7   Type-II-reacties: schematische weergave van de fagocytose.
Antistoffen en complement C3b op de oppervlakte van de bacterie binden aan
corresponderende receptoren op de granulocyt. Hierna kan de bacterie in de
granulocyt worden opgenomen en gedood.**

tistoffen voortdurend wordt gestimuleerd zonder dat daar nog TSH bij betrokken is.
Het aantal ziekten waarbij een rol wordt ontdekt voor autoantistoffen tegen bepaalde
receptoren neemt toe. Voorbeelden zijn myasthenia gravis (spierzwakte door autoantistoffen tegen de nicotinereceptor voor acetylcholine op spiercellen) en het sjögrensyn-

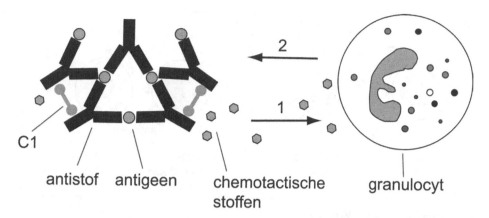

C1

antistof   antigeen   chemotactische   granulocyt
                          stoffen

Afbeelding 5.8   Type-III-reacties. Als antistoffen antigenen binden ontstaan er immuuncomplexen waarin ook complement wordt gebonden en geactiveerd. Door de splitsingsproducten van de complementfactoren kan er ontsteking ontstaan en worden granulocyten aangetrokken.

droom (verminderde functie van o.a. traan- en speekselklieren door autoantistoffen tegen de muscarine M3-receptor voor acetylcholine op de kliercellen)

Type-III-reacties (immuuncomplexreacties)

Bij dit type reactie staan immuuncomplexen centraal. Immuuncomplexen bestaan uit een of meer antistof- en antigeenmoleculen. Vaak zijn ook complementfactoren in het complex opgenomen. Vorming van immuuncomplexen is een normaal verschijnsel als antistoffen aan antigenen binden en speelt een belangrijke rol bij het opruimen van afbraakproducten van micro-organismen en lichaamseigen materiaal. De neiging tot vorming van immuuncomplexen hangt af van tal van factoren, zoals de grootte van het complex en de mate van betrokkenheid van complement.

Type-III-reacties kunnen ook ziekten veroorzaken. Een klassiek voorbeeld hiervan is serumziekte. Serumziekte kwam vroeger vooral voor bij passieve immunisatie (zie verder) met dierlijk serum (bijvoorbeeld paardenserum tegen tetanus), tegenwoordig vooral als een van de mogelijke ongewenste reacties op geneesmiddelen. De verschijnselen van serumziekte ontstaan gemiddeld tien dagen na contact met het antigeen en kunnen onder andere bestaan uit koorts, huiduitslag, gewrichtpijn, leukopenie (verlaging van het aantal witte cellen in bloed), lymfadenopathie (zwelling van lymfeklieren) en albuminurie (eiwit in de urine).

Als er immuuncomplexen worden gevormd in de wanden van bloedvaten of basale membranen van huid of nieren, worden door de splitsingsproducten van geactiveerd complement granulocyten aangetrokken (afbeelding 5.8). Dit veroorzaakt ontstekingen van kleine bloedvaatjes (leukocytoclastische vasculitis), bijvoorbeeld van postcapillaire venulae (kleine aders direct na de haarvaten).

Type-IV-reacties (vertraagd type en cytotoxische T-cel reacties)

Bij de type-IV-reacties staan T-lymfocyten centraal. Dendritische cellen en macrofagen spelen een belangrijke rol als antigeenpresenterende cellen. Macrofagen worden in

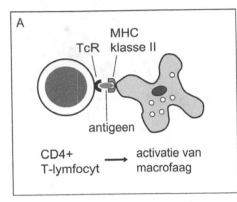
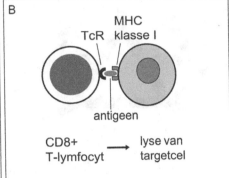

Afbeelding 5.9 Type-IV-reacties.
A Overgevoeligheidsreactie van het vertraagde type of delayed type hypersensitivity. CD4-positieve T-lymfocyten activeren macrofagen wat kan leiden tot weefselschade. Ook cellen in de directe omgeving waartegen de afweerreactie niet was gericht, kunnen hierbij worden beschadigd, het innocent bystander fenomeen.
B CD8-positieve cytotoxische T-lymfocyten doden direct de cel waarmee ze in contact komen (cytotoxiciteit). Hierbij ontstaat vrijwel geen schade aan de omliggende cellen.

een latere fase van de type-IV-reactie van het vertraagde type door cytokinen aangetrokken en veroorzaken op deze wijze de ontstekingsreactie, bijvoorbeeld door de lokale uitscheiding van TNF-a (tumornecrosefactor a).

Er worden twee vormen van type-IV-reacties onderscheiden, op basis van de betrokken subpopulatie T-lymfocyt

a overgevoeligheidsreactie van het vertraagde type of *delayed type hypersensitivity* (afbeelding 5.9A);
Hierbij differentiëren CD4-positieve T-lymfocyten onder invloed van IL-12 in Th1-cellen. Deze scheiden onder andere IFN-g uit. Hierbij worden macrofagen geactiveerd wat kan leiden tot weefselschade. Ook cellen in de directe omgeving waartegen de afweerreactie niet was gericht, kunnen hierbij worden beschadigd, het innocent bystander fenomeen.

b cytotoxische T-cel reactie (afbeelding 5.9B)
Hierbij veroorzaken CD8-positieve cytotoxische T-lymfocyten direct de dood van de cel waarmee ze in contact komen (cytotoxiciteit). Hierbij ontstaat vrijwel geen schade aan de omliggende cellen.

Type-IV-reacties zijn belangrijk voor de afweer tegen micro-organismen die zich als het ware verbergen *in* lichaamseigen cellen, zoals virussen of tuberkelbacteriën. Ze verraden hun aanwezigheid echter door kleine veranderingen aan de buitenkant van de lichaamscel waarin ze zich bevinden. CD8-positieve cytotoxische T-lymfocyten merken dit op en doden de lichaamseigen cel waarmee ook het micro-organisme wordt uitgeschakeld.

Type-IV-reacties kunnen ook nadelige gevolgen hebben. Ze spelen een rol bij de afstoting van getransplanteerde organen en weefsels of kunnen gericht zijn tegen onschuldige antigenen. Een voorbeeld van dit laatste is contacteczeem als reactie op contact met voorwerpen van nikkel (nikkelallergie). De mantouxreactie, waarmee kan worden nagegaan of iemand in contact is geweest met tuberkelbacteriën, is ook een voorbeeld van een type-IV-reactie van het vertraagde type.

5.3 Infectie en infectieziekten

5.3.1 Enkele begrippen

Infectie en infectieziekte
Onder infectie wordt verstaan het vermenigvuldigen en verspreiden van micro-organismen in een gastheer. Dit kan leiden tot ziekteverschijnselen maar dit is niet altijd het geval. Er kan bijvoorbeeld sprake zijn van een infectie met een virus zonder dat dit enig merkbaar verschijnsel veroorzaakt. Een infectie kan ook plaatselijk zijn, vooral als eromheen een sterke ontstekingsreactie plaatsvindt.

Ontstekingsreactie
Het begrip ontsteking of ontstekingsreactie is niet hetzelfde als infectie. In het algemeen kan men zeggen dat de ontstekingsreactie een reactie is van de gastheer op weefselbeschadiging. De verschijnselen zijn roodheid, zwelling, warmte, pijn en vermindering van de functie van het aangedane orgaan. De weefselbeschadiging kan worden veroorzaakt door mechanisch geweld (snee, val), door chemische stoffen (zuren, logen), door fysische processen (straling, verbranden, bevriezen), door infectie of door het immuunsysteem.

Pathogeen en virulentie
Een bepaalde soort micro-organismen wordt voor de mens pathogeen genoemd als het merendeel van de stammen van die soort bij de mens ziekmakende eigenschappen heeft. Zo komen er van de soort *Streptococcus pyogenes* verschillende stammen voor (M1, M2, M3 enz.), te herkennen met bijvoorbeeld serotypering. Omdat de meeste van deze stammen ziekten kunnen veroorzaken, noemt men *Streptococcus pyogenes* een pathogene soort. Dit sluit niet uit dat er ook stammen voorkomen van deze soort die geen ziekten kunnen veroorzaken. De mate van ziekmakend vermogen van een bepaalde stam van een pathogene soort wordt aangeduid als virulentie. In dit voorbeeld zou men dus kunnen spreken van virulente en avirulente stammen van *Streptococcus pyogenes*.

Soorten waarvan de meeste stammen niet in staat zijn om ziekten bij een bepaalde soort gastheer te veroorzaken noemt men *apathogeen*. Een enkele keer ziet men dat een stam van een apathogene soort toch ziekteverschijnselen veroorzaakt, meestal is er dan sprake van een afweerstoornis bij de betreffende persoon. Een dergelijke stam wordt dan wel *geconditioneerd pathogeen* genoemd, omdat hij alleen infecties veroorzaakt als er bij de gastheer aan bepaalde voorwaarden (een afweerstoornis) is voldaan. De infecties worden *opportunistische* infecties genoemd.

5.3.2 Verminderde weerstand

De natuurlijke weerstand kan door velerlei omstandigheden nadelig worden beïnvloed. Ten dele vallen deze binnen de normale fysiologische processen, zoals veranderingen als gevolg van het ouder worden. Andere voorbeelden zijn slechte of onvoldoende voeding, ziekten, geneesmiddelen, bestraling en afkoeling.

Wonden vormen altijd een (plaatselijke) verzwakking van de natuurlijke weerstand, vooral door het wegvallen van de huid als barrière. Bacteriën kunnen dan gemakkelijk het lichaam binnenkomen en het afweersysteem zal reageren met een ontstekingsreactie.

Voorwerpen die niet in het lichaam thuis horen, veroorzaken meestal een vermindering van de plaatselijke weerstand. Katheters, infuusslangen of beademingsapparatuur in het lichaam veroorzaken een verhoogd risico op infecties omdat bacteriën naar binnen kunnen zijn gebracht, de normale doorstroming of afvloed kan zijn belemmerd, of omdat bij het inbrengen de huid of slijmvliezen worden beschadigd.

Ondervoeding heeft vooral een ongunstige invloed op de specifieke cellulaire immuniteit, waardoor onder andere infecties kunnen ontstaan met schimmels en mycobacteriën (bijvoorbeeld tuberculose).

Veel geneesmiddelen hebben een nadelig effect op een of meer onderdelen van het afweersysteem. Dit geldt vooral voor geneesmiddelen uit de groepen cytostatica en immunosuppressiva omdat deze, gewoonlijk afhankelijk van de dosis, de aanmaak van voor de afweer belangrijke cellen door het beenmerg remmen. Corticosteroïden verminderen de weerstand onder andere omdat ze de chemotaxie van macrofagen remmen. Dit kan leiden tot infecties met schimmels (bijvoorbeeld de gist *Candida albicans*) en mycobacteriën (bijvoorbeeld in de vorm van tuberculose). Sommige nieuwe, met biologische technieken gemaakte, geneesmiddelen *(biologicals)* zoals remmers van het effect van TNF-a, die sterk ontstekingsremmend zijn, veroorzaken ook een verhoogd risico op tuberculose. Antibiotica kunnen de weerstand nadelig beïnvloeden, bijvoorbeeld door verstoring van de normale bacteriële flora's die kolonisatie door andere bacteriën of door schimmels tegengaan. Vooral lange kuren met breedspectrumantibiotica verminderen de kolonisatieresistentie.

Ziekten kunnen de niet-specifieke en/of specifieke weerstand verlagen. Plaatselijke weerstanden kunnen verstoord zijn door aantasting van huid en slijmvliezen. Kwaadaardige ziekten kunnen de afvloed van organen verstoren, zoals in de alvleesklier of galwegen. Ziekten gaan soms gepaard met verlies van eiwitten, waaronder antistoffen en complementfactoren. Voorbeelden zijn darmziekten, nierziekten en grote brandwonden.

5.3.3 Van besmetting naar infectieziekte

Besmetting met een micro-organisme leidt niet zonder meer tot infectieziekte. Het is nuttig de weg van besmetting tot infectieziekte in een aantal stadia te onderscheiden. Deze zijn (1) besmetting, (2) aanhechting en binnendringen, (3) infectie, (4) ziekmakend mechanisme, (5) ziekte, (6) herstel met of zonder restschade of dood en, bij overleving, (7) verhoogde weerstand.

Pathogene micro-organismen bezitten eigenschappen waardoor ze naar een volgend stadium kunnen doorgaan. De afweer kan dit verhinderen en zal daarin meestal slagen. Alleen wanneer de afweer in de fasen 1 tot en met 3 tekortschiet én het micro-organisme over ziekmakende eigenschappen beschikt, zal er een infectieziekte kunnen ontstaan.

Onder besmetting wordt in dit verband verstaan de verplaatsing van micro-organismen van een willekeurige plaats naar een andere plaats. Besmetting kan plaatsvinden via direct contact (aanraken), via voorwerpen, door inademing (aerogene besmetting), via voedsel, of via infusen en dergelijke. Als de besmetting bij intacte slijmvliezen plaatsvindt, dienen micro-organismen te kunnen aanhechten om zich ter plekke te kunnen handhaven. Voor deze aanhechting zijn micro-organismen in het bezit van moleculen aan hun oppervlakte (*adhesinen*) die een speciale binding kunnen aangaan met bepaalde moleculen (*receptoren*) op de cellen van de persoon die is besmet. Omdat de adhesinen als sleutels op een slot moeten passen op de receptoren, kan een groot deel van de micro-organismen waarmee we worden besmet niet aanhechten, en dus gewoonlijk geen ziekten veroorzaken. Het lichaam beschikt over mogelijkheden om aanhechting moeilijk te maken. In de luchtwegen is er een 'deken' van slijm, die wordt voortbewogen door de trilharen en deeltjes naar de mondholte afvoert, daarnaast kunnen cellen loslaten en kunnen stoffen in de slijmlaag bacteriën in hun groei remmen of doden (bijvoorbeeld het maagzuur) of aanhechting aan lichaamscellen tegengaan (bijvoorbeeld door secretoir IgA).

Als een micro-organisme na aanhechting of door een wond de slijmvlies- of huidbarrière is gepasseerd, moet het zich vermenigvuldigen en verspreiden om te overleven. De afweer is in de weefsels bijzonder effectief omdat in de vloeistoffen tussen de weefselcellen eiwitten en cellen van het afweersysteem aanwezig zijn.

Een infectie leidt alleen tot een infectieziekte als er sprake is van een ziekmakend mechanisme. Hieronder verstaan we de wijze waarop het micro-organisme ziekteverschijnselen kan veroorzaken. De ontstekingsreactie, een reactie van het lichaam op weefselbeschadiging en herkenbaar aan roodheid, warmte, zwelling, pijn en vermindering van de functie, is een van deze algemene mechanismen. De ziekteverschijnselen kunnen ontstaan door plaatselijke groei van de micro-organismen, waarbij beschadiging plaatsvindt omdat bijvoorbeeld met behulp van bacteriële enzymen gastheerweefsel als voedselbron wordt gebruikt en stofwisselingsproducten door de bacteriën worden uitgescheiden, door de directe werking van *exotoxinen* op fysiologische processen, door de indirecte gevolgen van het vrijkomen van *endotoxinen* (celwandfragmenten van gramnegatieve bacteriën) of door de immunologische reactie van de gastheer op de aanwezigheid van het micro-organisme (overgevoeligheidsreacties type I tot en met IV). Pas als een of meer ziekmakende mechanismen plaatsvinden bij een infectie is er sprake van een infectieziekte.

Passage en kolonisatie

Soms kunnen micro-organismen de mens besmetten zonder dat er aanhechting plaatsvindt aan huid of slijmvliezen. Er zal in deze situatie ook geen infectie optreden, noch een infectieziekte. Men spreekt in dit verband van passage en de micro-organismen noemt men wel 'passanten'.

Het verschijnsel is van belang bij de interpretatie van bacteriologische kweekresultaten omdat het vinden van, gewoonlijk lage aantallen, micro-organismen niet automatisch betekent dat het micro-organisme een rol speelt bij ziekte of dat er sprake zou zijn van kolonisatie. Passage kan bijvoorbeeld plaatsvinden in de darm, waar we met ons voedsel veel verschillende bacteriën kunnen binnenkrijgen waarvan er enkele de maagzuurbarrière kunnen passeren zonder dat dit direct nadelige gevolgen heeft, en zonder dat deze micro-organismen zich langere tijd kunnen handhaven.

Soms kunnen micro-organismen zich een plaats veroveren op slijmvliezen waar ze niet tot de normaal aanwezige flora behoren. Afhankelijk van het aantal micro-organismen dat zich vestigt, de aard van het micro-organisme en in hoeverre de normale flora is verstoord, kan door kolonisatie een grotere kans op infectieziekten optreden. De aanleiding tot kolonisatie kan zijn gebruik van antibiotica of andere geneesmiddelen, of ziekten.

5.3.4 Normale infectieziekten

Iedereen maakt infectieziekten door, op de kinderleeftijd vooral luchtweginfecties, zonder dat dit als abnormaal moet worden beschouwd. Naast het aantal infecties zijn de ziekteduur, de plaats, het beloop, de complicaties en de mate van herstel bepalend voor het antwoord op de vraag of er sprake is van 'normale' of van 'te veel' of 'abnormale' infecties.

Immunodeficiënties zijn niet de meest voorkomende oorzaak van te veel infecties. Andere ziekten, zoals cystic fibrosis (taaislijmziekte), suikerziekte of anatomische afwijkingen, kunnen ook de oorzaak zijn. Vooral als infecties steeds op dezelfde plaats voorkomen is een lokale anatomische oorzaak aannemelijker dan een algemene oorzaak zoals een immunodeficiëntie.

5.3.5 Immunodeficiënties

De soort micro-organismen dat infectieziekten heeft veroorzaakt is van belang bij het zoeken naar de aard van de immuunstoornis. Globaal kan worden gesteld dat tekorten aan antistoffen, complementeiwitten en functiestoornissen van granulocyten infecties veroorzaken met pyogene bacteriën (zie verder) en stoornissen van T-lymfocyten en macrofagen infecties met schimmels, virussen en bepaalde bacteriesoorten, vooral de mycobacteriën. Hierop bestaan evenwel belangrijke uitzonderingen, zoals ernstige schimmelinfecties bij afwijkingen van de granulocytenfunctie en bepaalde virusinfecties bij antistoftekorten.

Pyogene bacteriën

Veel pathogene bacteriesoorten bezitten structuren op hun oppervlak die verhinderen dat ze bij contact met fagocyten worden opgenomen. Voorbeelden zijn kapsels (o.a. bij de soorten *Streptococcus pneumoniae, Haemophilus influenzae, Escherichia coli, Pseudomonas aeruginosa* en *Klebsiella pneumoniae*) en bepaalde eiwitten zoals het M-proteïne (*Streptococcus pyogenes*) en proteïne A (*Staphylococcus aureus*). Omdat ze wel granulocyten aantrekken (*chemotaxis*) die vervolgens ter plekke stukgaan, ontstaat pus, reden waarom ze *pyogene* bacteriën worden genoemd. De groene kleur die pus kan hebben wordt veroorzaakt door myeloperoxidase uit de granulocyten. Als kapselhoudende micro-organismen het lichaam zijn binnengedrongen, heeft het niet-specifieke immuunsysteem weinig mogelijkheden. Als er echter eenmaal specifieke antistoffen tegen dergelijke micro-organismen zijn gevormd, kunnen ze worden gefagocyteerd en geëlimineerd. De afweer tegen pyogene micro-organismen hangt dus af van drie onderdelen: het complementsysteem, specifieke antistoffen (vooral IgG_2) en fagocyten. Stoornissen in een van deze systemen leidt tot een verhoogde kans op infecties met pyogene bacteriën.

Intracellulaire micro-organismen

Sommige bacteriën (*Mycobacterium tuberculosis, Neisseria gonorrhoea*) kunnen *in* cellen overleven; virussen *moeten* zelfs de cel binnendringen om zich te kunnen vermenigvuldigen. Bacteriën die in cellen kunnen overleven worden veelal aangeduid als intracellulaire pathogenen en hebben het voordeel beschermd te zijn tegen antistoffen, complement en de meeste gangbare antimicrobiële middelen. Virussen 'verraden' evenwel vaak hun aanwezigheid in de cel door veranderingen aan de buitenkant van de cel, die door T-cellen kunnen worden herkend. T-lymfocyten spelen een belangrijke rol bij de afweer tegen intracellulaire micro-organismen.

Verdenking op immunodeficiëntie

De belangrijkste reden om bij personen aan afweerstoornissen te denken vormt het bij herhaling voorkomen van infecties, vooral van de neusbijholten, longen en darmen. Daarnaast vormen infectieziekten met geconditioneerd pathogene ('onschuldige') micro-organismen, die normaal geen ziekten veroorzaken, altijd een sterke verdenking op een afweerstoornis.
Immunodeficiënties worden gewoonlijk ingedeeld in primaire en secundaire vormen. Bij de primaire immunodeficiënties ligt de stoornis in de cellen van het immuunsysteem. Bij de secundaire vormen ligt de oorzaak niet in het immuunsysteem zelf maar ontstaat de afweerstoornis als gevolg van een andere afwijking.

Primaire immunodeficiënties

De meest voorkomende vorm van primaire immunodeficiëntie is de *selectieve IgA-deficiëntie*. Deze afwijking komt bij ongeveer 1 op 600 personen voor. De meeste mensen met deze afwijking hebben geen klachten, waarschijnlijk omdat het IgA-tekort wordt gecompenseerd door de andere immunoglobulineklassen. Wel gaat de afwijking gepaard met een verhoogde kans op atopische reacties. Soms komen echter toch vaker infectieziekten voor, met name als ook IgG$_2$ ontbreekt. Bij een derde van de personen met selectieve IgA-deficiëntie komen er in bloed antistoffen tegen IgA voor die soms levensgevaarlijke reacties bij bloedtransfusies veroorzaken. Om deze complicatie te voorkomen, dienen personen met IgA-deficiëntie nooit gewoon bloed of plasma toegediend te krijgen, maar alleen producten die vrij zijn van IgA, zoals bloed of plasma van IgA-deficiënte donoren.

Andere vormen van primaire immunodeficiëntie zijn zeldzaam en kunnen tekorten betreffen van een complementeiwit, de immunoglobulinen IgG, IgM en IgA, stoornissen van T-lymfocyten of van granulocyten. T-celstoornissen leiden zelf al tot verhoogde infectiekansen door de verminderde cellulaire immuniteit, maar hebben wegens het wegvallen van hun normale regulerende rol op de B-lymfocyten ook vaak stoornissen in de antistofproductie tot gevolg. Een aantal vormen is al vrij snel na de geboorte merkbaar, maar vaker manifesteren primaire immunodeficiënties zich pas op latere leeftijd.

Secundaire immunodeficiënties

Secundaire immunodeficiënties zijn het gevolg van een andere ziekte of van het gebruik van bepaalde geneesmiddelen.

Sommige darmziekten gaan gepaard met verlies van eiwitten, zoals onder andere albumine en immunoglobulinen. Fenytoïne, een geneesmiddel dat wordt gebruikt bij epilepsie, veroorzaakt bij wellicht een derde van de gebruikers een IgA-tekort. Corticosteroïden (bijvoorbeeld prednisolon) veroorzaken een stoornis in de verschillende functies van fagocyterende cellen. Kwaadaardige gezwellen die het beenmerg aantasten, kunnen leiden tot een tekort aan bloedcellen, zoals granulocyten en lymfocyten. Soms is de onderliggende ziekte niet duidelijk en de secundaire immunodeficiëntie het eerste ziekteverschijnsel. Een voorbeeld is sarcoïdose (ziekte van Besnier-Boeck). De ziekte zelf verloopt soms zonder verschijnselen, maar kan zich 'verraden' door infecties met schimmels (bijvoorbeeld *Cryptococcus*), virussen (bijvoorbeeld cytomegalovirus, herpesvirus) of bacteriën (verschillende soorten mycobacteriën) die bij gezonde personen niet of zelden voorkomen.

De belangrijkste secundaire immunodeficiëntie is momenteel aids (*acquired immunodeficiency syndrome*). Het virus dat de ziekte veroorzaakt, het humaan immunodeficiëntievirus, of kortweg hiv , kan zich goed hechten aan een oppervlakte-eiwit van helper-T-lymfocyten, het CD4-antigeen, waardoor deze cellen worden besmet. Dit leidt uiteindelijk tot een ernstig tekort aan helper-T-lymfocyten en dus tot een secundaire immunodeficiëntie.

5.3.6   Infecties na operatie

Patiënten die operatieve ingrepen ondergaan, hebben een verhoogd risico op infecties. Hiervoor zijn verschillende oorzaken aan te geven en die kunnen zowel het ziekenhuismilieu als de patiënt zelf betreffen. In het ziekenhuismilieu komen meer pathogene bacteriën voor omdat er relatief veel patiënten aanwezig zijn met bacteriële infecties. Door contact met het verplegend en medisch personeel is de besmettingskans groter. De keelholte van ernstig zieke patiënten wordt vaak gekoloniseerd met gramnegatieve bacteriën terwijl zieke, bedlegerige patiënten veel vaker dan normaal keelmateriaal *aspireren* ('zich verslikken in'). Bacteriële longontstekingen komen hierdoor vaak voor. Er zijn ook verschillende oorzaken van een verminderde weerstand bij de patiënt. Zieke, bedlegerige patiënten hoesten slecht op, zeker als er operatiewonden zijn in borst of buik. Infuusslangen en katheters verzwakken de plaatselijke weerstand.

Narcose en operatie veroorzaken veranderingen in het aantal cellen in bloed: het aantal granulocyten en monocyten neemt toe en het aantal T- en B-lymfocyten neemt af. Deze veranderingen duren ongeveer een week. Huidtests (type-IV-reacties) zijn bij ongeveer een derde van de patiënten gedurende twee tot drie weken na een operatie verminderd, het sterkst en langst bij oudere patiënten. Er wordt aangenomen dat deze veranderingen het gevolg zijn van de verhoogde corticosteroïdspiegels door de stress (emotie, weefselbeschadiging) en narcosemiddelen. Er is een verband aangetoond bij operatiepatiënten tussen de kans op *sepsis* (verspreiding van bacteriën via de bloedbaan met ernstige ziekteverschijnselen) en een verminderde reactie in huidtests.

5.3.7 Laboratoriumonderzoek op immunologische afwijkingen

De eerste belangrijke aanwijzing voor het bestaan van een afweerstoornis wordt verkregen uit een nauwkeurige ziektegeschiedenis met inzicht in de frequentie, de verwekkers, de plaatsen, de duur en het verloop van de infectieziekten en de reactie op de behandeling. Het is verder van belang te weten of er ziekten aanwezig zijn die een verhoogd risico op infecties geven (bijvoorbeeld diabetes mellitus) of secundaire immunodeficiënties veroorzaken (bijvoorbeeld ziekten met eiwitverlies, sarcoïdose). Laboratoriumonderzoek is daarnaast onmisbaar. Naast een objectieve bevestiging van de infecties met microbiologische kweekresultaten, is in eerste instantie eenvoudig bloedonderzoek vereist. Hiertoe behoren onder andere tellingen van het aantal granulocyten en lymfocyten in het bloed in de vorm van een 'leuko diff' en bepaling van de gehalten van de immunoglobulinen IgA, IgG en IgM, eventueel IgG-subklassen en complementfactoren. Als de verdenking op een immunodeficiëntie wordt bevestigd of aanwezig blijft, dient verder gericht onderzoek plaats te vinden. Hiertoe behoort onder andere de bepaling van het aantal B- en T-lymfocyten, aantal en ratio van CD4-positieve en CD8-positieve lymfocyten en aantal NK-cellen (natural killer-cellen). Verschillende functietests kunnen worden uitgevoerd, bijvoorbeeld van antistoffen (opsonisatie), complementsysteem (opsonisatie, totale hemolytische activiteit CH_{50}), B-lymfocyten (vorming van antistoffen, proliferatietests), T-lymfocyten (proliferatietests), granulocyten (chemotaxie, fagocytose, 'killing') en NK-cellen. Daarnaast kan het nodig zijn beenmerg, darmweefsel en lymfeklierweefsel met immunologische technieken te onderzoeken. Van steeds meer immunodeficiënties wordt bekend welke mutatie in het DNA ervoor verantwoordelijk is. Het aantonen van een dergelijke mutatie wordt steeds vaker voor het stellen van de diagnose toegepast.

5.4 Immunisatie

5.4.1 Vaccinatie

Zoals in het begin van dit hoofdstuk werd uiteengezet, kan contact met een micro-organisme, al dan niet gepaard gaande met ziekteverschijnselen, leiden tot een toename van het aantal B- en T-lymfocyten en antistoffen die het micro-organisme specifiek kunnen herkennen. Hierdoor ontstaat een verhoogde weerstand tegen dat ene micro-organisme, waardoor hernieuwd contact niet tot ziekte leidt (immuniteit) omdat het na besmetting snel wordt herkend en onschadelijk wordt gemaakt.

Met vaccinatie, dit is het inspuiten van een vaccin, wordt beoogd immuniteit te bewerkstelligen zonder dat de persoon eerst de infectie(ziekte) behoeft door te maken. Dit kan worden bereikt door passieve of actieve immunisatie.

5.4.2 Passieve immunisatie

Bij passieve immunisatie ontstaat de immuniteit door het toedienen van de antistoffen met een beschermende werking tegen de bewuste ziekte. Deze bescherming gaat direct na toediening in, maar duurt meestal niet meer dan enkele weken omdat de toegediende antistoffen worden afgebroken maar niet door de patiënt zelf worden gemaakt. De beste bescherming wordt bereikt bij ziekten die worden veroorzaakt door *exotoxinen*, stoffen die door bacteriën worden gemaakt en waarvan er sommige zeer giftig zijn. Voorbeelden hiervan zijn tetanus, difterie en botulisme.

Passieve immunisatie komt ook van nature voor bij de mens. Ondanks het feit dat pasgeboren kinderen nog geen IgG-antistoffen maken, hebben ze toch beschermende IgG-spiegels in hun bloed. Deze antistoffen zijn afkomstig van de moeder. Ook deze vorm van passieve immuniteit is tijdelijk, hooguit vier tot zes maanden, maar ondertussen is de IgG-productie door het kind zelf op gang gekomen.

Voor passieve immunisatie worden gezuiverde preparaten gebruikt met voldoende specifieke antistoffen tegen het exotoxine of virus waartegen men bescherming wil bieden. Deze producten worden bij voorkeur bereid uit humaan (menselijk) bloed, maar soms uit dierlijk bloed. Preparaten uit dierlijk bloed worden in de regel 'serum' genoemd, zoals botulismeserum en difterieserum. Bij inspuiting kunnen ernstige type-I- (anafylactische) of type-III- (serumziekte) overgevoeligheidsreacties voorkomen. Preparaten die zijn gemaakt uit menselijk bloed worden gewoonlijk 'immunoglobuline' genoemd. Voorbeelden van in Nederland beschikbare preparaten zijn antitetanusimmunoglobuline, anti-hepatitis B-immunoglobuline, anti-resus-D-immunoglobuline, anti-rubella-immunoglobuline en antivaricellazosterimmunoglobuline.

5.4.3 Actieve immunisatie

Bij actieve immunisatie wordt de verhoogde weerstand door de persoon zelf gemaakt door contact met het betreffende antigeen. Hierbij wordt het ziekmakende micro-organisme of een ziekmakend product ervan ingespoten, waarbij het micro-organisme in het laboratorium is verzwakt, of het product is ontgift. De bekendste voorbeelden zijn ziekten die worden veroorzaakt door exotoxinen. In het laboratorium worden de exotoxinen zodanig behandeld dat de giftige werking verdwijnt maar de antigene eigenschappen behouden blijven. Ontgift exotoxine wordt *toxoïd* genoemd. Vaccinatie met toxoïd leidt tot vorming van antistoffen tegen het toxoïd (antitoxinen). Deze antitoxinen kunnen hechten aan het toxoïd, maar – en daar was het allemaal om te doen – ook aan het oorspronkelijke exotoxine en de giftige werking hiervan tenietdoen (*neutraliseren*). Immunisatie met toxoïd leidt dus niet tot bescherming tegen infectie maar alleen tot het blokkeren van het ziekmakende mechanisme (exotoxine).

Actieve immunisatie heeft als nadeel dat de beschermende werking pas een paar weken na de vaccinatie ingaat omdat de persoon eerst voldoende antistoffen moet vormen. Een voordeel is dat de immuniteit lang aanhoudt, meestal drie tot vijf jaar, en soms nog langer. Om dit te bereiken zijn vaak enkele vaccinaties nodig met een tussentijd van een maand of langer.

5.4.4 Revaccinatie en boosters

De duur van de beschermende werking na actieve immunisatie is langer als de persoon regelmatig in contact komt met de antigenen (micro-organismen of producten ervan) waartegen is gevaccineerd. Het immuunsysteem wordt dan voortdurend 'herinnerd' aan het antigeen, waardoor de antistofspiegels ertegen op peil worden gehouden. Men kan de beschermende werking ook verlengen door opnieuw te vaccineren. Men spreekt hierbij van revaccinatie of het geven van een 'booster'. Dit wordt bijvoorbeeld toegepast bij straatverwondingen met risico op tetanus. Gewoonlijk wordt hierbij gelijktijdig passieve en actieve immunisatie toegepast met respectievelijk antitetanusimmunoglobuline en tetanustoxoïd.

Een voorbeeld: hepatitis B-vaccinatie

Hepatitis B is een vorm van leverontsteking die wordt veroorzaakt door het hepatitis B-virus. Men neemt aan dat het verloop van de ziekte in belangrijke mate wordt bepaald door de wijze waarop het immuunsysteem van de besmette persoon op de aanwezigheid van het virus reageert. De ziekte wordt overgebracht door intensief contact met het virus, meestal door direct contact met bloed of bloedproducten of via seksueel verkeer.

Naast bekende risicogroepen zoals drugsverslaafden en prostituees, lopen ook personen die werkzaam zijn in de gezondheidszorg een besmettingsrisico. Een belangrijke mate van verhoogde weerstand tegen de gevolgen van besmetting met hepatitis B kan worden bereikt door actieve immunisatie. De vaccins worden bereid met de zogenaamde recombinanttechniek waarbij genetisch getransformeerde – in dit geval – gistcellen het oppervlakteantigeen (HbsAg) van het hepatitis B-virus produceren. Een dergelijk recombinantvaccin is geheel vrij van menselijk bloed of bloedproduct. Personen die niet zijn gevaccineerd en toch (mogelijk) zijn besmet met het hepatitis B-virus kunnen tot op zekere hoogte worden beschermd door passieve immunisatie met het anti-hepatitis-B-immunoglobuline. Dit dient zo snel mogelijk na de besmetting te gebeuren, bij voorkeur binnen 24 uur; toediening na meer dan zeven dagen na de besmetting is zinloos.

6 Ziekenhuisinfecties

A.J. Mintjes-de Groot en H.A. Verbrugh

6.1 Inleiding

Bij patiënten in het ziekenhuis kan de natuurlijke weerstand tegen infecties nadelig beïnvloed worden door tal van factoren, zoals wij ook in hoofdstuk 5 zagen. Daardoor hebben patiënten tijdens hun verblijf in het ziekenhuis een verhoogde kans om een infectie op te lopen. Om dezelfde redenen hebben ook verpleeghuispatiënten een verhoogd infectierisico. Wanneer de infectie niet aanwezig was bij opname spreken we van een ziekenhuisinfectie of *nosocomiale* infectie. Infecties die al vóór de opname begonnen zijn maar pas tijdens de opname in het ziekenhuis tot uiting komen, worden niet tot de groep ziekenhuisinfecties gerekend. De periode tussen het begin van een infectie, de besmetting, en het ontstaan van klachten en ziekteverschijnselen wordt de incubatiefase genoemd. Afhankelijk van het soort infectie kan de incubatiefase kort (enkele uren) tot lang (maanden) zijn. Besmettingen in het ziekenhuis kunnen zo ook pas ná ontslag van de patiënt tot ziekteverschijnselen leiden; deze infecties worden wel tot de groep ziekenhuisinfecties gerekend. Indien het moment van ontstaan van een infectie in de opnameperiode valt is er dus sprake van een ziekenhuisinfectie.

Het is de taak van de afdeling ziekenhuishygiëne het optreden van ziekenhuisinfecties zo veel mogelijk te beperken. Actieve registratie van ziekenhuisinfecties levert inzicht op in het vóórkomen van ziekenhuisinfecties naar aard en aantal in een bepaalde instelling. Analyse van deze registratiegegevens kan leiden tot gerichte preventieve maatregelen die het aantal geregistreerde infecties doen dalen. Een doorlopend systeem van opsporing, analyse en maatregelen heet surveillance. Het jaarlijkse aantal ziekenhuisinfecties in Nederlandse ziekenhuizen is niet goed bekend. Wij vonden over een periode van tien jaren gemiddeld 4,9 infecties per honderd opgenomen patiënten in een algemeen ziekenhuis met 270 bedden. In academische ziekenhuizen zal het aantal ziekenhuisinfecties hoger zijn, omdat daar de patiënten liggen met de sterkste daling van hun natuurlijke weerstand. Dit geldt ook voor andere grote ziekenhuizen die topklinische zorg verlenen. Immers, in deze ziekenhuizen worden de patiënten geconcentreerd die grote ingrepen (bijvoorbeeld transplantatie) moeten ondergaan of die een ziekte hebben waardoor zij bijzonder gevoelig zijn voor infecties (bijvoorbeeld aidspatiënten). Ook andere behandelingen, zoals radiotherapie, behandelingen met cytostatica en zelfs antibiotica kunnen de patiënt gevoeliger maken voor infecties. Het doorbreken van de huid- en slijmvliesbarrières vormt een belangrijke route van besmetting; dit kan optreden door (verkeers)trauma, brandwonden en, in het ziekenhuis, door operaties, puncties en intraveneuze lijnen. De natuurlijke weerstand van de luchtwegen wordt sterk verminderd door langdurige intubaties, zoals bij beademingspatiënten het geval is. Katheterisatie van de urinewegen vermindert de weerstand van de blaas tegen bacteriële infectie. Ook het implanteren van kunststofmaterialen in de vorm van prothesen (bijvoorbeeld hartkleppen, mamma, heupgewricht en dergelijke) leidt tot een lokaal verminderde weerstand waardoor gemakkelijk infectie ontstaat. In het algemeen treden deze risico's vaker op bij oudere patiënten, zodat ziekenhuisinfecties vaker optreden naarmate de patiënt ouder is. Pasgeborenen, met name als zij prematuur geboren zijn, hebben echter ook een verhoogd risico.

Ziekenhuisinfecties leiden tot een langere opnameduur; zij brengen ook een risico op sterfte mee. Voor Nederland wordt geschat dat er jaarlijks ten minste 100.000 ziekenhuisinfecties optreden, waaraan ten minste 1.000 patiënten komen te overlijden. De extra kosten worden geschat op honderden miljoenen euro's.

6.2   Indeling van ziekenhuisinfecties

Ziekenhuisinfecties worden globaal ingedeeld naar de plaats in het lichaam waar de infectie zich voordoet.

Zo onderscheiden we als belangrijkste soorten: infecties aan de urinewegen en luchtwegen, infecties in het bloed en postoperatieve wondinfecties (tabel 6.1). Nosocomiale infecties aan de huid komen in dezelfde frequentie voor als infecties in het bloed, maar daar de gevolgen minder ernstig zijn zullen ze hier niet behandeld worden.

Het infectierisico en de soorten verwekkers variëren per groep patiënten. De hoogste infectiefrequenties worden gevonden bij geopereerde patiënten en oudere patiënten op de afdelingen voor inwendige geneeskunde, met name als zij op intensivecareafdelingen verblijven. Ook voor de neonatale intensivecareafdeling geldt een hoog infectierisico. De meeste ziekenhuisinfecties worden veroorzaakt door bacteriën en door gistsoorten. Deze bacteriën en gisten zijn vaak afkomstig van de patiënt zelf; men spreekt dan van een endogene infectie. Vooral de slijmvliezen van de mond- en keelholte, de inhoud van de darmen en de slijmvliezen van de vagina zijn, ook bij gezonde personen, dicht gekoloniseerd met allerlei soorten micro-organismen. Ook de huid heeft haar natuurlijke, ook wel commensale, flora. Ongeveer een halve kilo van het gewicht van een volwassene is toe te rekenen aan zijn commensale flora!

Patiënten kunnen echter ook besmet worden met flora uit de omgeving, bijvoorbeeld van de handen van artsen en verpleegkundigen of door contact met besmette voorwerpen. In de operatiekamer kunnen tijdens de operatie wonden besmet raken met ziektekiemen. Patiënten die beademd worden, kunnen infecties van de luchtwegen krijgen indien de bevochtigde inademingslucht sterk gecontamineerd is met pathogene micro-organismen. Ook artsen en verpleegkundigen kunnen tijdens hun werk infecties oplopen (bijvoorbeeld hepatitis B); de frequentie van ziekenhuisinfecties in deze groep is echter vele malen kleiner dan bij patiënten.

Tabel 6.1 **Relatieve frequentie van de verschillende soorten ziekenhuisinfecties: tienjaarsgegevens uit een algemeen ziekenhuis**

soort infectie	aantal	percentage
urineweginfectie	1.185	43
wondinfectie	508	18
lagereluchtweginfectie	339	12
infectie van de bloedbaan	288	11
huidinfectie	282	10
overige infecties	170	6
	2.772	100

In de hoofdstukken 11 en 12 wordt uitgebreid ingegaan op preventieve maatregelen om risico's van overdracht van mogelijk ziekteverwekkende micro-organismen te voorkomen.

De belangrijkste soorten nosocomiale infecties zullen worden behandeld met aandacht voor de volgende punten:

- de micro-organismen die de infectie veroorzaken, hun bron en wijze van verspreiding;
- risicofactoren die geassocieerd zijn met een bepaalde ziekenhuisinfectie;
- de klinische verschijnselen waarmee de infectie gepaard kan gaan;
- onderzoeken ter bevestiging van de diagnose;
- maatregelen die worden aanbevolen om infecties te voorkómen;
- behandeling van de infectie.

6.2.1 Nosocomiale urineweginfecties

Hieronder verstaan we alle infecties aan de urinewegen, zoals infecties aan de urethra, blaas en nieren. Urineweginfecties zijn de meest voorkomende soort ziekenhuisinfecties.

Ziekteverwekkers

De bacteriesoorten die het meest geïsoleerd worden uit geïnfecteerde urine zijn, in orde van frequentie: *Escherichia coli*, enterokokken, coagulasenegatieve stafylokokken, *Proteus-*, *Klebsiella-*, *Enterobacter-* en *Pseudomonas*-soorten. Ook gistsoorten als *Candida albicans* veroorzaken nosocomiale urineweginfecties. De schaamstreek is de bron van de bacteriën, die weer afkomstig zijn uit de darmflora van de patiënt zelf of van de handen van het verzorgend personeel. Ook urinalen en washandjes kunnen bacteriën overbrengen.

Bij aanwezigheid van een verblijfskatheter stijgen de bacteriën op via de dunne vloeistoflaag tussen het slijmvlies van de urethra en de wand van de katheter naar de blaas (periuretrale weg).

Wanneer het gesloten drainagesysteem niet goed gehandhaafd wordt, kunnen bacteriën ook opstijgen via de intraluminale weg: via de urinekolom binnen in de katheter.

Risicofactoren

Manipulatie aan de tractus urogenitalis is de belangrijkste risicofactor voor het ontstaan van urineweginfecties. Aan ongeveer 80% van de nosocomiale urineweginfecties is een blaaskatheterisatie of operatie aan de urinewegen voorafgegaan. Men dient zich te realiseren dat van elke honderd opgenomen patiënten tien à vijftien een blaaskatheter krijgen gedurende enige tijd. De aanwezigheid van een verblijfskatheter geeft per dag een kans op infectie van 5 à 10%. Vrijwel alle patiënten bij wie de katheter gedurende een maand of langer in situ is, hebben een urineweginfectie. Wanneer geen goede aseptische techniek bij inbrengen en verzorging van de katheter gehandhaafd wordt, is de kans op infectie nog groter. Geforceerd verwijderen van de katheter bij een patiënt met geïnfecteerde urine veroorzaakt bij 5 à 10% van de patiënten een secundaire bacteriëmie, dat wil zeggen een infectie van de bloedbaan vanuit de urinewegen.

Slechte diurese kan eveneens bijdragen tot het ontstaan van een urineweginfectie; het met de urinestroom afvoeren van binnengedrongen bacteriën is immers een van de belangrijkste afweermechanismen van de urinewegen.

Klinische verschijnselen

Urineweginfecties kunnen gepaard gaan met pijn in de onderbuik, branderige, pijnlijke mictie (dysurie) en frequente aandrang (pollakisurie). Bij een verblijfskatheter zijn deze verschijnselen echter vaak afwezig; men spreekt dan van een asymptomatische bacteriurie.

Een ongecompliceerde urineweginfectie geeft meestal geen koorts. Als complicatie kan urosepsis optreden; bacteriën uit de urinewegen komen in de bloedbaan terecht. Dit gaat gepaard met hoge koorts en koude rillingen; de patiënt kan hierbij in shock raken en overlijden. Een andere complicatie van een urineweginfectie is nierbekkenontsteking (pyelonefritis), waarbij behalve koorts ook flankpijn bestaat. Een zeldzame complicatie is epididymitis. Bij mannen wordt echter wel vaak de prostaat betrokken bij het infectieproces.

Onderzoek

Katheterurine hoort bij microbiologisch onderzoek steriel te zijn. De aanwezigheid van meer dan 100 micro-organismen per ml katheterurine wijst dan ook op een infectie. Pyurie, dat wil zeggen meer dan tien leukocyten per mm^3 urine, en hematurie wijzen vaak, maar niet altijd, op een infectie. Bij verdenking op urosepsis moeten bloed en urine gekweekt worden. Het kweken van de tip van de katheter is zinloos.

Preventieve maatregelen

Bij gebruik van blaaskatheters zijn nosocomiale infecties moeilijk te voorkomen. De belangrijkste maatregel ter preventie van nosocomiale urineweginfecties is derhalve het gebruik van (verblijfs)katheters tot een minimum te beperken. Herhaald eenmalig katheteriseren heeft de voorkeur boven een verblijfskatheter. Indien een verblijfskatheter moet worden ingebracht, dient dit aseptisch te gebeuren en de verblijfsduur dient zo kort mogelijk gehouden te worden. Om schade aan het slijmvlies van de urethra en blaas zo veel mogelijk te beperken, moet men een zo dun mogelijke katheter (bijvoorbeeld Charrière 14 of 16) gebruiken en de ballon met niet meer dan 5 ml water vullen. Een dikke katheter verhoogt de kans op blaaskrampen, met als gevolg urinelekkage langs de katheter. Wanneer de katheter lekt of verstopt is, moet de katheter verwisseld worden. Het routinematig wisselen van katheters na een bepaald tijdsinterval is echter af te raden. Een goede diurese en afvloed van de urine, waarbij de opvangzak onder het niveau van de blaas moet hangen, zijn belangrijke preventieve maatregelen evenals het vermijden van loskoppelen van katheter en opvangsysteem.

Ondanks bovengenoemde maatregelen zijn infecties van de gekatheteriseerde blaas op den duur niet te voorkomen. Additionele maatregelen als het gebruik van desinfecterende zalf rondom de urethraopening en het aan de urineopvangzak toevoegen van desinfectans hebben weinig waarde. Ook het routinematig spoelen van de blaas met desinfectans, bijvoorbeeld povidonjodium, heeft beperkte waarde, evenals het gebruik van profylactische antibiotica. Als de duur van de katheterisatie langer dan twee weken beloopt, is het beter geen desinfectantia te gebruiken of antibiotica te geven. Langdurig gebruik van dergelijke middelen leidt tot selectie van resistente micro-organismen die vervolgens de urineweg infecteren. Voor patiënten die voor drie tot veertien dagen een katheter nodig hebben, bijvoorbeeld in aansluiting op een operatie, kan profylaxe met antibiotica wel nuttig zijn.

Behandeling

Asymptomatische bacteriurie bij patiënten met een verblijfskatheter verdwijnt meestal vanzelf wanneer de katheter verwijderd wordt, zo niet dan kan alsnog tot behandeling worden besloten. Behandeling is moeilijk zolang de katheter in situ is omdat het gebruik van antibiotica gemakkelijk kan resulteren in een superinfectie met een resistente stam.

Symptomatische urineweginfecties moeten daarom bij voorkeur behandeld worden op geleide van kweekresultaten. De veroorzakende micro-organismen en hun gevoeligheid kunnen nogal uiteenlopen. In afwachting van het kweekresultaat wordt vaak begonnen met orale behandeling met antibiotica.

Nosocomiale pyelonefritis, acute prostatitis en epididymitis zijn ernstige infecties (vaak met sepsis), die worden behandeld met een aminoglycoside, eventueel in combinatie met een cefalosporine, in afwachting van de uitslag van kweek en gevoeligheid. Deze antibiotica worden per infuus gegeven en gewoonlijk één à twee weken gecontinueerd.

6.2.2 Nosocomiale luchtweginfecties

Onderscheid wordt gemaakt tussen de bovenste luchtwegen, die het gebied van de nasofarynx, de neusbijholten en de orofarynx beslaan, en de onderste luchtwegen met de trachea en bronchiën.

Nosocomiale infecties van de onderste luchtwegen komen vaker voor en zijn ernstiger dan die van de bovenste luchtwegen. Daarom worden hier alleen de nosocomiale ondersteluchtweginfecties behandeld.

Ziekteverwekkers

Veel soorten bacteriën kunnen nosocomiale luchtweginfecties veroorzaken. Van de grampositieve soorten noemen we *Streptococcus pneumoniae* en *Staphylococcus aureus*. De belangrijkste gramnegatieve soorten zijn *Haemophilus influenzae*, *Branhamella catharralis*, *Klebsiella*, *Enterobacter*, *Pseudomonas* en *Escherichia coli*. Bij immuungestoorde patiënten kunnen schimmels (*Aspergillus*), parasieten (*Pneumocystis carinii*) en *Legionella pneumophila* een infectie veroorzaken. Van de virussen noemen we het cytomegalovirus, het influenzavirus en het respiratoir syncytieel virus.
De flora waarmee de neus-keelholte is gekoloniseerd vormt de bron van waaruit de micro-organismen migreren naar de lagere luchtwegen.

Risicofactoren

Immuungestoorde patiënten, patiënten met chronische luchtwegaandoeningen en patiënten met ernstige onderliggende ziekten (bijvoorbeeld diabetes mellitus) hebben tijdens de opname grotere kans op kolonisatie van de orofarynx en daarmee op een nosocomiale luchtweginfectie. Zo worden in de mond- en keelholte van patiënten vaak coliachtige gramnegatieve staven gevonden die men bij gezonde personen niet op deze plaats vindt.
Endotracheale of nasotracheale intubatie en kunstmatige beademing verstoren het natuurlijke afweermechanisme van de long zodat micro-organismen gemakkelijker de bronchiaalboom kunnen bereiken en daaruit moeilijk verwijderd kunnen worden. Intubatie verstoort bijvoorbeeld de natuurlijke afvoer van bronchiaal slijm naar de keelholte ('tapis roulant'); het trilhaarepitheel van de trachea raakt door de intubatie beschadigd en is niet in staat slijm voorbij de cuff rond de intubatiecanule te transporteren. Slijm met daarin micro-organismen hoopt zich op deze wijze op in de luchtwegen.
Thoracale operaties of hogebuikoperaties belemmeren door de postoperatieve pijn de ademhaling en het ophoesten van sputum zodat gemakkelijk een luchtweginfectie ontstaat in aansluiting op dergelijke ingrepen. Bewusteloosheid en verlammingen bemoeilijken het ophoesten evenzeer en brengen het risico van aspiratie met zich mee, waardoor infectie kan ontstaan.

Klinische verschijnselen

Koorts, ophoesten van purulent sputum, pijn op de borst, kortademigheid, vochtige bronchi en longinfiltraat op de thoraxfoto wijzen op een luchtweginfectie. Deze symptomen zijn onafhankelijk van het soort micro-organisme dat de infectie veroorzaakt. Wanneer deze verschijnselen bij opname niet aanwezig waren is er sprake van een ziekenhuisinfectie.
Bij immuungestoorde patiënten kunnen de verschijnselen vaag zijn. Bij patiënten op de intensivecareafdeling kunnen velerlei oorzaken bestaan voor koorts, dyspneu en afwijkingen op de thoraxfoto, zoals decompensatio cordis, longembolie en atelectase. Als complicatie van een luchtweginfectie noemen we longabces, pleura-empyeem en secundaire bacteriëmie. Het sterfterisico is aanzienlijk en hangt mede af van het soort

verwekker; het is hoog (50%) indien gramnegatieve bacteriën de infectie veroorzaken, lager (10%) bij grampositieve bacteriën of bij infectie door virussen.

Onderzoek

Röntgenonderzoek kan infiltratieve afwijkingen aantonen die al dan niet wijzen op een infectie. Sputumonderzoek door middel van een microscopisch grampreparaat laat bij een infectie veel leukocyten per gezichtsveld en de aanwezigheid van bacteriën zien. Speciale kleuringen zijn nodig voor het aantonen van *Pneumocystis carinii*. Sputum voor kweek kan verkregen worden door ophoesten of afzuigen via een bronchoscoop. Een sputumkweek wordt bemoeilijkt doordat de keel altijd gekoloniseerd is met grote aantallen bacteriën. Opgehoest sputum is dan ook altijd gecontamineerd met keelflora. Slechts via speciale bronchoscopische afnametechnieken of via tracheapunctie kan sputum zonder contaminatie met keelflora verkregen worden. Alleen in combinatie met de klinische verschijnselen en een thoraxfoto kan de diagnose worden gesteld. Bij een pneumonie kunnen uit bloed en sputum dezelfde micro-organismen geïsoleerd worden. Virale infecties kunnen worden vastgesteld door middel van kweek of serologie.

Preventieve maatregelen

De preventieve maatregelen zijn gericht op het vermijden of opheffen van de eerdergenoemde risicofactoren. Bij postoperatieve patiënten wordt erop toegezien, eventueel met hulp van fysiotherapeuten, dat bij de patiënten geen slijm zich in de luchtwegen kan ophopen. Een goede pijnstilling is hierbij van wezenlijk belang om de ademhaling en het ophoesten mogelijk te maken.

Bij beademingspatiënten zijn de maatregelen gericht op het voorkómen van kolonisatie van de lagere luchtwegen. Het beademingscircuit dient geen pathogene bacteriën naar de patiënt toe te voeren. Hiertoe worden vaak bacteriefilters in het circuit geplaatst.
Desondanks kunnen bacteriën en andere pathogenen de lagere luchtwegen bereiken langs de intubatiebuis of via de rand van de tracheostoma. Door selectieve decontaminatie van een deel van de endogene flora van de beademingspatiënt met antibiotica tracht men tegenwoordig dergelijke endogene infecties te voorkómen. Men kiest hiervoor antibiotica die de aërobe micro-organismen uit de commensale flora onderdrukken en de anaërobe micro-organismen niet. De meeste infecties worden immers door aerobe bacteriën veroorzaakt. Het handhaven van de anaerobe flora zorgt er bovendien voor dat de patiënten niet gemakkelijk met nieuwe, meer resistente, microorganismen uit de omgeving worden gekoloniseerd. Men noemt dit verschijnsel de natuurlijke kolonisatieresistentie van de mens: de eigen, endogene, flora beschermt de mens tegen kolonisatie met nieuwe microben. Zolang de anaerobe populatie van de endogene flora intact blijft, is deze natuurlijke kolonisatieresistentie aanwezig.

Tabel 6.2 Meestvoorkomende verwerkers van nosocomiale bacteriëmie
en hun route van besmetting

soort	route van besmetting
Escherichia coli en andere 'coli-achtigen'	urinewegen, infecties in de buikholte
coagulasenegatieve stafylokokken	intravasale lijnen, urinewegen
Staphylococcus aureus	wonden, intravasale lijnen, urinewegen
anaerobe bacteriesoorten	infecties in de buikholte, wondinfecties

Behandeling

Het is noodzakelijk om het veroorzakende micro-organisme te identificeren. Bij ernstige infecties wordt, in afwachting van de kweekuitslag, de behandeling gestart met een combinatie van een aminoglycoside en een cefalosporine. Deze middelen worden parenteraal toegediend en de toediening wordt ten minste een week voortgezet. Het lokaal in de bronchiaalboom toedienen van antibiotica door middel van een verstuiver wordt soms toegepast in combinatie met parenterale toedieningen.

6.2.3 Nosocomiale infecties in de bloedbaan

Onderscheid wordt gemaakt tussen bacteriëmie en sepsis. Bij bacteriëmie worden bacteriën in het bloed aangetoond door middel van kweek. Sepsis is een gegeneraliseerd ontstekingsbeeld (klinisch syndroom met koorts, leukocytose en dergelijke) op basis van een infectie. Sepsis kan ook optreden bij een lokale infectiehaard zonder strooiing in de bloedbaan, of ten gevolge van een toxine. Ook infecties met parasieten, virussen, gisten en schimmels kunnen gepaard gaan met sepsis. Verschijnselen van sepsis treden niet altijd op bij mensen met een bacteriëmie (of parasitemie, viremie of fungemie). Micro-organismen kunnen dus in de bloedbaan circuleren zonder veel last te veroorzaken. De overgang van bacteriëmie naar sepsis verloopt vaak geleidelijk en is moeilijk te onderscheiden, daarom zullen we hier de term bacteriëmie aanhouden voor beide verschijnselen. Bij primaire bacteriëmie is geen infectiehaard elders in het lichaam aanwezig van waaruit de bacteriën de bloedbaan zijn binnengedrongen; bij secundaire bacteriëmie is dit wel het geval.

Ziekteverwekkers

Welke soort bacterie uit het bloed gekweekt wordt, hangt samen met de bron of infectiehaard elders in het lichaam (tabel 6.2). In volgorde van frequentie zijn de meest gangbare verwekkers van infecties in de bloedbaan: *Escherichia coli*, *coagulasenegatieve stafylokokken*, *Staphylococcus aureus*, enterokokken, *Klebsiella* en *Pseudomonas aeruginosa*. Ook de gist *Candida albicans* wordt regelmatig geïsoleerd.

Risicofactoren

De weerstand van de gastheer, de virulentie van het pathogene micro-organisme en de aard van de invasieve procedure zijn bepalend voor het ontstaan van bacteriëmie. Bij immuungestoorde patiënten kunnen bacteriën uit de darmflora in de bloedbaan terechtkomen zonder lokale tekenen van infectie of een laesie. Met name patiënten met lage aantallen granulocyten lopen risico op dergelijke primaire bacteriëmieën. Bij patiënten met intravasale lijnen bereiken bacteriën de bloedbaan via de huidpoort rond de lijn. Bacteriëmie kan ook optreden indien de inhoud van het infuussysteem of de infuusvloeistof zelf gecontamineerd is.

Deze infecties worden veroorzaakt door de eigen flora van de patiënt of door de ziekenhuisflora via de handen van het personeel. Een bacteriëmie die geassocieerd is met een intravasale lijn wordt lijnsepsis genoemd. Een lijnsepsis wordt vaak voorafgegaan door een bacteriële of mechanische flebitis, dat wil zeggen lokale aderontsteking op de plaats van het infuus.

Klinische verschijnselen

Koorts, koude rilling, hevige transpiratie, spier- en gewrichtspijn zijn tekenen van bacteriëmie, maar dezelfde verschijnselen kunnen vaak ook toegeschreven worden aan andere aanwezige infecties. Bij lichamelijk onderzoek ziet men een patiënt met een hoogrode kleur, snelle pols, transpiratie en soms huiduitslag. De verschijnselen zijn minder duidelijk bij oude patiënten, bij patiënten met immuunstoornissen, en bij gebruik van corticosteroïden. Bij mildere vormen kunnen de verschijnselen geheel ontbreken terwijl in ernstige gevallen septische shock volgt. De patiënt ziet bleek, heeft koude extremiteiten, hypotensie en een oligurie. Ook kan diffuse intravasale stolling van het bloed optreden en door longoedeem de gaswisseling sterk gestoord raken ('respiratory distress'). Van patiënten met septische shock is het sterfterisico afhankelijk van de verwekker; het kan meer dan 50% bedragen (bijvoorbeeld bij *Pseudomonas*-sepsis). Als verdere complicatie kunnen abcessen elders in het lichaam optreden en andere infecties zoals endocarditis en osteomyelitis.

Onderzoek

Door middel van een of meer positieve bloedkweken wordt de diagnose bevestigd. Bij verdenking op bacteriëmie moeten minimaal twee afzonderlijke bloedkweken worden afgenomen alvorens met toediening van antibiotica te beginnen. De kweken kunnen negatief zijn bij intermitterende bacteriëmie, bij patiënten die antibiotica gebruiken of bij toepassing van onjuiste kweekmethoden (met name te weinig volume gekweekt). Vaak wordt in het bloed een leukocytose met linksverschuiving gezien. Bij septische shock is oligurie aanwezig en acidose met verlaagd natriumgehalte en verhoogd creatininegehalte in het bloed. Bacteriëmie kan gepaard gaan met intravasale bloedstolling waardoor het aantal bloedplaatjes daalt en de protrombinetijd verlengd wordt; er is een lage fibrinogeenconcentratie en er circuleren afbraakproducten van fibrine in het bloed.

Preventieve maatregelen

De belangrijkste preventieve maatregel is het voorkómen van de primaire infectie. Optredende infecties dienen in een vroeg stadium behandeld te worden met doelgerichte therapie. Maatregelen om lijnsepsis te voorkomen beginnen met kritisch gebruik van intravasale lijnen. Het inbrengen van intravasale lijnen dient aseptisch te gebeuren. De punctieplaats moet steeds goed gedesinfecteerd worden, bijvoorbeeld met een alcohol/chloorhexidinepreparaat. Een goede fixatie voor een infuus voorkomt schuiven van de naald en daarmee irritatie van het vat. De insteekopening moet dagelijks gecontroleerd worden op tekenen van infectie. Bij beginnende flebitis moet het gehele infuussysteem met de naald direct verwijderd worden. Na toediening van bloed of lipiden moet het infuussysteem tot aan de naald verwisseld worden.

Selectieve decontaminatie van het aerobe deel van de endogene flora met antibiotica wordt toegepast bij patiënten met een zeer laag aantal (< 500 per mm^3 bloed) granulocyten (granulocytopenische patiënten). Hiermee kunnen de meeste primaire bacteriemieën bij deze groep patiënten worden voorkomen.

Behandeling

In afwachting van de kweekuitslag wordt antibiotica gegeven, afhankelijk van de meest waarschijnlijke infectiebron. Wanneer geen aanwijsbare infectiebron aanwezig is worden breedspectrumantibiotica gegeven, meestal een combinatie van een cefalosporine en een aminoglycoside. Afhankelijk van kweek en gevoeligheid kan dit later aangepast worden. De antibiotica worden intraveneus gegeven gedurende één à twee weken. Wanneer een intraveneuze lijn de mogelijke oorzaak van de bacteriëmie is, moet de lijn direct verwijderd worden. Indien bacteriëmie ontstaat uit een abces in het lichaam is het noodzakelijk het abces te draineren. Antibiotica dringen slecht door in pusophopingen en zijn derhalve vaak niet in staat dergelijke abcederende infecties te genezen zonder een drainageprocedure (chirurgie of door middel van punctie).

6.2.4 Postoperatieve wondinfecties

Een postoperatieve wondinfectie is een operatiewond waaruit pus komt. Hoewel zwelling, roodheid en pijn kunnen wijzen op een (beginnende) infectie zijn deze symptomen niet bewijzend voor een infectie, dergelijke ontstekingsverschijnselen treden ook op door andere oorzaken dan infectie. De incidentie van postoperatieve wondinfecties varieert van minder dan 1 tot meer dan 10 infecties per honderd operatieve ingrepen en is sterk afhankelijk van de aard van de ingreep.

Ziekteverwekkers

Een wondinfectie is meestal bacterieel van aard. *Staphylococcus aureus* wordt het meest geïsoleerd. Na buikoperaties worden echter vaak *Escherichia coli* en de anaerobe *Bacteroides*-soorten gevonden als verwekkers van postoperatieve infectie in het operatiegebied. Gistsoorten, zoals *Candida albicans*, veroorzaken weliswaar minder infecties, maar deze infecties zijn vaak ernstiger van aard.

Vrijwel alle postoperatieve wondinfecties ontstaan door besmetting van de wond tijdens de operatie. Micro-organismen komen in het operatieveld terecht door direct of indirect contact. Besmetting via de lucht speelt een rol bij grote en langdurige operaties. Vooral bij implantaties van kunststofprothesen speelt aerogene besmetting een rol bij het ontstaan van postoperatieve infecties. Een andere belangrijke bron van infectie is de patiënt zelf en een groot deel van de postoperatieve wondinfecties wordt veroorzaakt door bacteriën die behoren tot de endogene flora van de huid, de tractus digestivus, of de tractus urogenitalis van de patiënt.

Het is min of meer te voorspellen welke bacteriën de infectie kunnen veroorzaken in een bepaald operatiegebied. Van deze kennis maakt men gebruik bij het profylactisch toedienen van antibiotica.

Risicofactoren

Het risico op een wondinfectie wordt grotendeels bepaald door de besmettingsgraad van de wond. Operatiewonden worden daartoe onderverdeeld in vier klassen:

- *schoon*: een electieve operatie in een niet ontstoken gebied waarbij de luchtwegen, de tractus digestivus en de tractus urogenitalis niet geopend worden;
- *schoon/besmet*: operaties waarbij mogelijk bacteriële besmetting kan optreden, zoals na openen van bovengenoemde orgaansystemen;
- *besmet*: verse traumawonden, operaties aan bovengenoemde orgaansystemen waarbij geïnfecteerde gal, urine en dergelijke vrijgekomen zijn;
- *vuil*: traumawonden met necrotisch weefsel, geïnfecteerde wonden met pus.

Hoe hoger de besmettingsgraad van de wond tijdens de operatie, des te groter de kans op een postoperatieve wondinfectie. Bijzonder gevoelig voor infecties zijn implantaten van kunststof of metaal. Dergelijke prothesen zijn slechts gedeeltelijk 'biocompatibel', dat wil zeggen zij worden wel verdragen door het lichaam maar beïnvloeden ter plaatse de weerstand tegen infecties in negatieve zin. Indien bij de implantatie bacteriën zich aan het oppervlak ervan hechten, zijn zij niet goed door de gastheer te verwijderen. Zelfs weinig virulente bacteriën (bijvoorbeeld difteroïde staven uit de huidflora) kunnen op den duur (soms pas na vele maanden) uitgroeien en klachten veroorzaken. Het infectierisico neemt ook toe naarmate de operatie langer duurt. Het infectierisico is niet aan geslacht maar wel aan leeftijd gebonden; ouderen (> 65 jaar) lopen verhoogd risico. Ook obesitas is een risicofactor. Vetweefsel is gevoeliger voor infectie dan spierweefsel en grote hoeveelheden vetweefsel kunnen technische problemen bij de operatie opleveren. De aanwezigheid van infecties elders in het lichaam verhoogt de kans op een postoperatieve wondinfectie eveneens.

Een ander risico op infectie vormt de ernst van de onderliggende ziekte(n) van de patiënt. Deze wordt uitgedrukt in de score van de American Society of Anesthesiologists (ASA) en loopt van één, een normaal gezonde patiënt, tot vier, een patiënt met aandoeningen in een terminaal stadium.

Langdurig preoperatief verblijf in het ziekenhuis beïnvloedt het infectiepercentage nadelig, waarschijnlijk doordat de eigen flora van de patiënt zich vermengt met de ziekenhuisflora en de weerstand van de patiënt is gedaald. Preoperatief scheren met een mes op de dag vóór de operatie verhoogt het infectierisico, omdat de aldus beschadigde opperhuid gekoloniseerd wordt met de dieperliggende huidflora en exogene ziekenhuisflora.

Postoperatieve verpleegkundige zorg op de afdeling speelt geen belangrijke rol bij het ontstaan van postoperatieve wondinfecties zolang bij het verband wisselen direct contact met het wondoppervlak wordt vermeden, en men kruisbesmetting van geïnfecteerde naar schone wonden voorkomt.

Klinische verschijnselen

De lokale verschijnselen van een postoperatieve wondinfectie zijn warmte, pijn, roodheid, zwelling en gestoorde functie (calor, dolor, rubor, tumor en functio laesa). Als systemische verschijnselen van infectie kunnen hierbij komen koorts en de andere verschijnselen van bacteriëmie of sepsis. Sommige *Staphylococcus aureus*-stammen produceren een toxine dat verantwoordelijk is voor het ontstaan van een toxische shock zonder dat er sprake is van bacteriëmieën (toxic shock syndrome).

Onderzoek

Het onderzoek blijft voornamelijk beperkt tot wondinspectie.
Een wondoppervlak zonder tekenen van infectie kan toch een positieve kweek opleveren; deze kolonisatie van een wondoppervlak met bacteriën is normaal. Omgekeerd kan een kweek bij een klinische infectie negatief zijn onder invloed van antibiotica of door een inadequate kweekmethode. Bloedkweken moeten altijd afgenomen worden bij patiënten met een wondinfectie en koorts. Bij verdenking op diepliggende abcessen kan röntgenonderzoek, ultrasound of een CT-scan de diagnose bevestigen.

Preventieve maatregelen

Een goede chirurgische techniek is een eerste vereiste om postoperatieve wondinfecties te voorkómen. Uit epidemiologische studies is gebleken dat de volgende maatregelen werkelijk effect hebben en het risico op wondinfecties verminderen:
- preoperatief verblijf van de patiënt in het ziekenhuis tot een minimum beperken;
- preoperatief behandelen van infecties elders in het lichaam;
- beperking van de operatieduur;
- doelgerichte antibioticaprofylaxe, die vlak vóór de operatie gestart wordt;
- instellen van een surveillancesysteem voor postoperatieve wondinfecties, waarbij inbegrepen terugrapportage van infectiepercentages naar de chirurgen.

Er zijn andere preventieve maatregelen voorgesteld, die echter gebaseerd zijn op onderzoeken met incomplete gegevens, theorieën of traditie. Uitzondering hierop is het implanteren van gewrichtsprothesen in operatiekamers met een gefiltreerde, kiemvrije luchtstroom die over het operatiegebied wordt gevoerd, waardoor de besmettingskansen sterk worden gereduceerd. Dit heeft geleid tot een verdere reductie van het percentage infecties na dergelijke ingrepen.

Behandeling

Het openleggen van de wond, zo nodig door incisie of drainage, is essentieel bij de behandeling van geïnfecteerde of geabcedeerde wonden. Necrotisch weefsel moet verwijderd worden; soms kan wondtoilet een chirurgische ingreep noodzakelijk maken. Spoelen van de wond met een fysiologische zoutoplossing of met een daarvoor bestemde desinfecterende oplossing wordt in de praktijk vaak toegepast. Antibiotica worden alleen gegeven bij koorts en andere algemene ziekteverschijnselen. Indien (nog) geen materiaal voor kweek afgenomen is, worden antibiotica gegeven op grond van de vermoede oorzakelijke micro-organismen, afhankelijk van het gebied waarin geopereerd is. Bij de verpleegkundige behandeling van dragende, pussende wonden wordt de no touch-techniek toegepast om verspreiding van micro-organismen bij de patiënt zelf of verspreiding naar andere patiënten te voorkomen. Bij sommige soorten wondinfecties, bijvoorbeeld wondinfectie met bacteriën die resistent zijn voor meerdere antibiotica, worden patiënten geïsoleerd op aparte kamers. Dergelijke isolatieprocedures zijn meestal formeel vastgelegd in de hygiënische richtlijnen van de instelling.

7   Antimicrobiële therapie

J.E. Degener

7.1   Inleiding

Microbiële ziekten kunnen worden veroorzaakt door virussen, bacteriën, schimmels, gisten en eencellige parasieten. Voor de bestrijding van microbiële aandoeningen is een grote reeks antimicrobiële geneesmiddelen beschikbaar. In het kader van dit leerboek zullen we ons beperken tot de antibacteriële middelen, omdat deze middelen veel toegepast worden bij de bestrijding van door bacteriën veroorzaakte ziekenhuisinfecties. Bovendien hangt het veelvuldig gebruik van deze geneesmiddelen samen met het ontstaan van resistentie en de selectie van multiresistente bacteriestammen. De preventie van de verspreiding van resistentie is een belangrijk aandachtspunt voor de ziekenhuishygiënist.

De antibacteriële middelen zijn onder te verdelen in de *antibiotica* en de *chemotherapeutica*.

Strikt genomen worden onder antibiotica de stoffen verstaan die op *natuurlijke* wijze worden geproduceerd door sommige micro-organismen, vooral streptomyceten en schimmels en die in staat zijn andere soorten micro-organismen in hun groei te remmen of te doden. De productie van antibiotica door bacteriën en schimmels stelt deze micro-organismen in staat om zich te handhaven te midden van vele andere soorten die gevoelig zijn voor zulke producten. In dit verband zijn de waarnemingen bekend van professor sir Alexander Fleming, die in 1929 in *The British Journal of Experimental Pathology* verslag deed van remming van stafylokokken in de nabijheid van een schimmel, die later werd geïdentificeerd als *Penicillium notatum*. Naar deze schimmel is het penicilline vernoemd. Dergelijke waarnemingen werden al eerder gedaan door andere wetenschappers in de negentiende eeuw, doch die geraakten weer in vergetelheid. Pas de herontdekking door Fleming en de betekenis die hij aan zijn bevindingen hechtte, leidden uiteindelijk tot de praktische toepassing van het penicilline. Er moesten nog veel hindernissen genomen worden voor het penicilline op betrouwbare wijze kon worden gezuiverd en geproduceerd tot een voor injectie geschikt preparaat. Uitgebreid onderzoek heeft geleid tot de ontdekking van andere antibiotica. Biochemisch inzicht in de structuur van deze stoffen heeft het mogelijk gemaakt dat langs *semisynthetische* weg antibiotica kunnen worden gemaakt en dat chemische veranderingen kunnen worden aangebracht, waardoor de eigenschappen worden verbeterd.

Chemotherapeutica zijn middelen die volkomen *synthetisch* worden bereid en niet afgeleid zijn van stoffen die door micro-organismen worden geproduceerd. De eerste antibacteriële chemotherapeutica die op ruime schaal en succesvol werden toegepast zijn de sulfonamiden.

Voor de eenvoud spreekt men in het algemeen over antibiotica wanneer het antibacteriële geneesmiddelen betreft. Dat gebruik zullen wij in het vervolg in dit hoofdstuk navolgen.

De voortdurende behoefte aan nieuwe antibiotica komt niet alleen voort uit de wens naar meer effectieve middelen, maar wordt ook veroorzaakt door de problemen die verbonden zijn aan het gebruik van deze middelen. Deze problemen zijn *bijwerkingen* (toxiciteit en allergie) en *resistentie*. In dit hoofdstuk zal aandacht worden besteed aan enige grondbeginselen van de antimicrobiële therapie en profylaxe, de bijwerkingen, de resistentieproblematiek en de wijze waarop men tot een beleid met betrekking tot het antibioticumgebruik kan komen.

Eerst volgt nu een korte bespreking van de belangrijkste groepen antibiotica.

Het is belangrijk om in groepen te denken. Een groep bestaat uit meerdere antibiotica met een gemeenschappelijke chemische basisstructuur. Daarom is ook het werkingsmechanisme op de bacterie en de wijze waarop resistentie wordt ontwikkeld voor verschillende middelen binnen eenzelfde groep vergelijkbaar. Niet zelden komen bijwerkingen en allergie in dezelfde mate voor ten opzichte van verschillende middelen uit dezelfde groep. Voorbeeld: Er zijn meerdere penicillineachtige stoffen, zoals later zal blijken. Deze verschillende soorten penicillinen kunnen alle dezelfde allergische reacties veroorzaken, terwijl ze bedoeld zijn om verschillende soorten infecties te behandelen. Bij zo'n reactie moet dus een middel uit een andere groep, bijvoorbeeld uit de macroliden, worden gekozen.

7.2 Begrippen

Eigenschappen die de bruikbaarheid van een antibioticum bepalen, zijn onder andere:
- de antimicrobiële activiteit ten aanzien van de verwekker;
- de concentratie die het middel na toediening op de plaats van infectie bereikt;
- de wijze waarop het middel moet worden toegediend, oraal of parenteraal (intramusculair of per infuus);
- de mate waarin het middel wordt verdragen.

Met de antimicrobiële activiteit wordt de werkzaamheid ten aanzien van verschillende bacteriesoorten bedoeld. Men spreekt dan van het spectrum van een antibioticum. Zo zijn er middelen die alleen effectief zijn tegen grampositieve bacteriën, zoals penicilline en erytromycine. Dit noemt men een smal spectrum. Middelen met een breed spectrum zijn actief tegen grampositieve en gramnegatieve bacteriën en soms ook tegen andere micro-organismen zoals *Chlamydiae*. Een voorbeeld hiervan is tetracycline. De waarde die wordt gehecht aan een middel met een 'breed spectrum' moet men relativeren. Door resistentieontwikkeling moet een antibioticum soms veel van zijn breedte inleveren. De sulfonamiden zijn hiervan een voorbeeld.

De antimicrobiële activiteit kan gemeten worden door te bepalen bij welke concentratie van het antibioticum een bacterie wordt geremd of gedood. Bij de bacteriologische diagnostiek wordt deze test dagelijks in het laboratorium uitgevoerd met de bacteriën die uit het klinisch materiaal van patiënten, zoals urine, sputum, pus, bloed en liquor, met behulp van voedingsbodems zijn geïsoleerd. In de regel wordt deze test uitgevoerd met een reeks antibiotica waaruit men in de kliniek een keuze kan maken.

7.3 Soorten antibiotica

7.3.1 Penicillinen en cefalosporinen

De penicillinen en de cefalosporinen vormen de groep bèta-lactamantibiotica. Penicillinen worden afgeleid van het 6-aminopenicillaanzuur, cefalosporinen van het 7-cefalosporaanzuur. Een bèta-lactamring, waaraan deze groep zijn naam te danken heeft, maakt een essentieel onderdeel uit van beide moleculen.

Hoewel de eerste bruikbare penicillinepreparaten alweer meer dan vijftig jaar oud zijn, behoren deze antibiotica nog steeds tot de belangrijkste in de huisartsenpraktijk en in het ziekenhuis voor wat betreft de omvang van het gebruik.

Dit komt vooral doordat deze antibiotica een indrukwekkende ontwikkeling hebben doorgemaakt. Aanvankelijk was het alleen mogelijk door middel van moeizaam controleerbare biotechnologische processen zuivere antibiotica te verkrijgen. Inmiddels is men veel beter in staat bèta-lactamantibiotica te synthetiseren. Men kan de structuur beïnvloeden, hetgeen kan leiden tot nieuwe stoffen met nieuwe namen, een verbeterd spectrum, verbeterde toedieningsmogelijkheden, minder toxiciteit en verminderde gevoeligheid voor door bacteriën geproduceerde enzymen ook wel bèta-lactamasen genoemd. Deze bèta-lactamasen zijn namelijk in staat de essentiële bouwsteen van de penicillinepreparaten af te breken.

Werking: De bèta-lactamantibiotica remmen de biosynthese van het voor de stevigheid van de bacteriecelwand noodzakelijke peptidoglycaan. Deze remming komt tot stand door binding aan en blokkering van een of meer van de bij de celwandsynthese betrokken enzymen, ook wel penicillinebindende eiwitten (PBE) genoemd. Elke bacteriesoort heeft haar eigen karakteristieke PBE's, hetgeen de uiteenlopende gevoeligheid van de verschillende bacteriesoorten voor de verschillende penicillinen en cefalosporinen verklaart.

Toxiciteit: De bèta-lactamantibiotica zijn weinig toxisch. Overgevoeligheidsreacties komen echter vaak voor. In het algemeen kunnen alleen bij zeer hoge doseringen bijwerkingen, zoals bloedingen, beenmergremming en insulten, worden verwacht.

Enkele vaak toegepast penicillinen

Het klassieke penicilline, het via injectie of infuus toe te dienen Penicilline G, heeft een smal spectrum. Het is werkzaam tegen een beperkt aantal stafylokokken, die geen bèta-lactamase vormen. Voorts is het effectief tegen de meeste streptokokken, zoals de groep A-hemolytische streptokokken en de pneumokok, gramnegatieve kokken zoals de gonokok en de pneumokok, spirocheten, zoals de luesbacterie en een aantal anaerobe bacteriesoorten zoals de gasgangreenbacterie *Clostridium perfringens.*

Het is weinig werkzaam tegen gramnegatieve staven. Verbeteringen aan het molecuul hebben ertoe bijgedragen dat het spectrum kon worden verbreed, de gevoeligheid voor bèta-lactamase kon worden verminderd en orale toediening kon worden gerealiseerd. Zo is amoxicilline een breedspectrumpenicilline en is flucloxacilline geschikt voor de behandeling van bètalactamaseproducerende stafylokokken.

Verdere ontwikkelingen bij de penicillinen zijn onder meer geweest:
a   toevoeging van een bèta-lactamaseremmer aan bèta-lactamasegevoelige penicillinen. Zo ontstaan producten als amoxicilline/clavulaanzuur (Augmentin®), en piperacilline/tazobactam (Tazocin®).Deze combinatiepreparaten zijn een grote aanwinst gebleken bij de behandeling van ernstige infecties door bacteriën die het veelvoorkomende resistentiegen voor bètalactamase hebben verworven;
b   introductie van middelen met zeer breed spectrum en nog minder gevoelig voor bèta-lactamase, zoals imipenem en meropenem. Zij worden beschouwd als middel van laatste keuze, als andere bèta-lactamantibiotica niet meer werkzaam zijn.

Enkele vaak toegepaste cefalosporinen

Wat hierboven is gesteld voor de penicillinen geldt in vergelijkbare mate voor de cefalosporinen. De vroegst ontwikkelde cefalosporinen hebben ten opzichte van de penicillinen als voordeel de verminderde gevoeligheid voor bètalactamasen. Het zijn vooral de parenteraal toe te dienen middelen die een prominente rol spelen bij de bestrijding van infecties veroorzaakt door *Enterobacteriaceae,* zoals *E. coli, Klebsiella, Proteus*-soorten, *Serratia* en voorts *Pseudomonas.* Dit zijn infecties die voornamelijk in het ziekenhuis voorkomen, waar veel van deze verwekkers ongevoelig zijn voor breedspectrumpenicillinen, zoals amoxicilline en piperacilline. Bij sommige van deze soorten spelen andere resistentiemechanismen dan bètalactamaseproductie een rol, zodat ook de toevoeging van bèta-lactamaseremmers geen oplossing biedt.

Door synthetische substitutie aan de 7-aminocefalosporaanzuurkern heeft men een groot aantal verschillende cefalosporinen weten te ontwerpen. Toevoeging van een gunstige eigenschap, zoals verbeterde werkzaamheid tegen gramnegatieve bacteriën, gaat bij de cefalosporinen helaas meestal ten koste van de gevoeligheid van grampositieve bacteriën. Ondanks onderlinge verschillen zijn alle cefalosporinen nog in meer of mindere mate gevoelig voor specifieke breedspectrum-bèta-lactamasen. Omdat dit andere typen bèta-lactamasen zijn, dan die de penicillinen onwerkzaam maken, heeft toevoeging van een remmer geen zin. Evenals bij penicillinen bestaat het probleem van overgevoeligheidsreacties.

De cefalosporinen kunnen kortweg worden ingedeeld in drie groepen.

Groep 1 wordt gevormd door cefalosporinen die oraal worden toegediend en gevoelig zijn voor bèta-lactamasen van gramnegatieve staven. Een voorbeeld is cefazoline, dat een uitstekende werking heeft tegen stafylokokken. Cefazoline wordt veel toegepast als profylactisch middel bij operatieve ingrepen.

Groep 2 bestaat uit cefalosporinen die parenteraal worden toegediend en eveneens gevoelig zijn voor bèta-lactamasen van gramnegatieve staven. Voorbeelden zijn cefuroxim en cefamandol.

Groep 3 omvat cefalosporinen die parenteraal worden toegediend en verminderd gevoelig zijn voor deze bèta-lactamasen. In groep 3 komt echter een aantal middelen voor, zoals cefotaxim, ceftazidim en ceftriaxon, die weinig werkzaam zijn tegen een aantal grampositieve bacteriën en met name stafylokokken. De nieuwste middelen, cefpirom en cefepim tonen een verder verbeterde bestendigheid tegen de zogenaamde breedspectrum-bèta-lactamasen, die ook groep-3-middelen kunnen aantasten.

Groep-4-middelen cefepim en cefpirom worden algemeen als reservemiddelen beschouwd.

7.3.2 Aminoglycosiden

De ontdekking van streptomycine in 1943 betekende een doorbraak voor de medicamenteuze behandeling van tuberculose, en vormde tevens het beginpunt van de isolatie uit schimmels van een reeks antibiotica met verwante chemische structuur. Van deze groep antibiotica, de aminoglycosiden, zijn de bekendste middelen: streptomycine, neomycine, kanamycine, gentamicine, tobramycine, amikacine en netilmicine. Met uitzondering van neomycine worden de aminoglycosiden intramusculair of per infuus toegediend. Aminoglycosiden worden, meestal in combinatie met andere antibiotica, toegepast bij de behandeling van ernstige bacteriële infecties, zoals sepsis door gramnegatieve staven en stafylokokken. Deze middelen zijn heel belangrijk omdat ze snel bacteriedodend zijn en er in Nederland weinig resistentie tegen voorkomt.

Werking
De werking berust op remming van de bacteriële eiwitsynthese.

Toxiciteit
Omdat deze middelen bij geringe overdosering al snel toxisch zijn voor de nier en voor het binnenoor dient de toediening zorgvuldig te gebeuren en moet de behandelduur zo kort mogelijk zijn. Zeker bij langduriger toediening dient de functie van het gehoor en van de nieren te worden gecontroleerd. Voorts moet ten minste tweemaal in de week worden gecontroleerd of het gehalte van het antibioticum in het bloed het gewenste niveau heeft (spiegelbepaling), dat wil zeggen niet toxisch maar ook niet te laag voor het antimicrobieel effect. Het is duidelijk dat deze stoffen alleen worden toegepast in een klinische setting.

7.3.3 Sulfonamiden

De sulfonamiden behoren tot de oudere chemotherapeutica. Zij werden in de jaren dertig geïntroduceerd (Prontosil). Het waren de eerste werkelijk succesvolle antimicrobiële middelen met een vrij breed spectrum.

Een nadeel is dat de sulfonamiden *bacteriostatisch* zijn, dat wil zeggen dat zij de bacteriegroei wel remmen, doch de bacteriën niet doden. Er wordt meer gevergd van de weerstand van de patiënt om de infectie te overwinnen dan wanneer bacteriedodende of *bactericide* middelen worden gegeven. De reeds besproken bèta-lactamantibiotica en de aminoglycosiden zijn zulke bactericide middelen.

Werking

Sulfonamiden ontlenen hun werking aan het onderbreken van de folinezuursynthese in bacteriën. Folinezuur is essentieel voor de synthese van het DNA.

Toxiciteit

Nierbeschadiging en overgevoeligheidsverschijnselen zijn de meest voorkomende problemen.

De sulfonamiden worden nog wel gebruikt, alleen of in combinatie met trimethoprim (het combinatiepreparaat heet sulfamethoxazol-trimethoprim of co-trimoxazol), voor de bestrijding van infecties door grampositieve en gramnegatieve bacteriën. Omdat steeds meer resistentie van bacteriën tegen deze stoffen wordt gezien en ook vanwege bijwerkingen zijn de toepassingsmogelijkheden steeds meer beperkt. Trimethoprim wordt in de huisartspraktijk nog wel veel gebruikt als tweede keuzemiddel bij ongecompliceerde urineweginfecties. De belangrijkste rol voor deze indicatie is nu overgenomen door nitrofurantoïne.

7.3.4 Tetracyclinen

Tetracyclinen zijn bacteriostatische middelen met een breed spectrum. Zij kunnen oraal worden toegediend en vinden ruim toepassing bij luchtweginfecties in de huisartsenpraktijk. Doxycycline is het bekendste voorbeeld. Tetracyclinen werken door verstoring van de bacteriële eiwitsynthese. Zij vormen complexen met calcium, waardoor de ontwikkeling van het bot en het gebit bij kinderen en in het foetale stadium kan worden verstoord. Deze middelen kunnen dus niet voorgeschreven worden tijdens de zwangerschap en aan kinderen. Betrekkelijk nieuw is het van tetracycline afgeleide tigecycline. Dit middel moet geplaatst worden onder de categorie reservemiddelen met als indicatie infecties door gramnegatieve staven met een uitzonderlijk resistentieprofiel en MRSA.

7.3.5 Chlooramfenicol

Chlooramfenicol is een oud bacteriostatisch middel met breed spectrum. Het remt de bacteriële eiwitsynthese. Beenmergremming is een zeldzame doch gevreesde bijwerking. Het toepassingsgebied is daarom klein. Het is echter een van de weinige middelen die na toediening goed de plaats kunnen bereiken waar zich hersenvliesontsteking afspeelt. Bepaalde vormen van meningitis en van buiktyfus vormen nog de enige indicatie voor de toepassing van chlooramfenicol. Het middel is tegenwoordig in Nederland, behalve als oogdruppels, vrijwel niet meer verkrijgbaar.

7.3.6 Macroliden en clindamycine

Dit zijn bacteriostatische middelen waarvan het spectrum lijkt op dat van het oorspronkelijke smalspectrumpenicilline. Zij worden vaak in reserve gehouden in het geval van penicillineallergie. Het prototype macrolideantibioticum erytromycine is verder werkzaam bij luchtweginfecties, veroorzaakt door *Mycoplasma* en *Legionella*. Nieuwere macroliden met een vergelijkbaar spectrum zijn roxitromycine, claritromycine en azitromycine.

Deze middelen werken door verstoring van de bacteriële eiwitsynthese. Bij clindamycine worden gastro-intestinale stoornissen en colitis gezien. Hierbij moet altijd gedacht worden aan een floraverschuiving door toxineproducerende *Clostridium difficile* (*C. difficile* associated diarrhoea of CDAD). Dit laatste kan door zijn besmettelijkheid een ernstig ziekenhuishygiënisch probleem vormen. Ook andere middelen dan clindamycine kunnen de oorzaak zijn van CDAD.

7.3.7 Metronidazol

Metronidazol werkt, behalve tegen protozoën, tegen bacteriën die zonder zuurstof leven. Deze soorten worden de anaerobe bacteriën genoemd. Anaerobe bacteriën spelen een belangrijke rol bij de diepe abcesvorming, voornamelijk in de buik of bij aspiratiepneumonieën. Omdat een belangrijke oorzaak van bacteriële vaginose te maken heeft met een floraverschuiving van vooral aerobe lactobacillen naar anaerobe flora, is metronidazol een geschikt middel tegen deze veelvoorkomende aandoening.

Behalve metronidazol is ook clindamycine werkzaam tegen anaeroben. Metronidazol kan worden ingezet ter bestrijding van CDAD, terwijl clindamycine dit ziektebeeld juist kan veroorzaken.

Metronidazol mag wegens mogelijke beschadiging van de vrucht niet tijdens de zwangerschap worden gegeven.

7.3.8 Nitrofurantoïne

Nitrofurantoïne is een geheel op zichzelf staand oraal middel tegen infecties van de lagere urinewegen, veroorzaakt door gramnegatieve en grampositieve bacteriën. Het wordt als eerste keuzemiddel veel toegepast in de huisartsenpraktijk. Nitrofurantoïne werkt door remming van bacteriële enzymen. Bijwerkingen zijn gastro-intestinale stoornissen en, zeldzaam, long- en leverbeschadiging.

7.3.9 Chinolonen

Nalidixinezuur en pipemidinezuur zijn oude orale chemotherapeutica die alleen te gebruiken zijn bij gramnegatieve infecties van de lagere urinewegen. Van deze stoffen zijn veel bredere en werkzamer stoffen afgeleid, waaronder het ciprofloxacine en levofloxacine. De ontwikkeling van de chinolonen gaat nog verder door. De werkzaamheid is gebaseerd op een verstoring van de helixstructuur van het DNA van de bacterie. Omdat bacteriecellen zeer klein zijn en het chromosoom naar verhouding groot is, moet het DNA efficiënt gewikkeld en verpakt zijn om te kunnen passen (supercoiling). Dit lukt niet wanneer een chinolon tussen deze structuur gaat zitten. Helaas is het voor een bacterie niet moeilijk om het chromosomale DNA door mutatie zodanig te veranderen dat een chinolon zijn aangrijpingsplaats kwijtraakt. Hierop is de inmiddels steeds vaker geziene selectie van chinolonresistente stammen gebaseerd. Bij *Escherichia coli*, andere *Enterobacteriaceae* en ook bij *Staphylococcus aureus* en gonokokken, wordt resistentie steeds meer gezien bij toenemend chinolonengebruik.

Chinolonen zijn zowel oraal als parenteraal toepasbaar. Deze middelen zijn een goed alternatief wanneer resistentie wordt gevonden tegen middelen uit de andere groepen antibiotica. Chinolonen dienen daarom als reservemiddelen te worden beschouwd. Het nieuwste middel op de markt is moxifloxacine. Het heeft een wat grotere activiteit tegen luchtwegpathogenen en grampositieve bacteriesoorten. Ook dit middel dient gereserveerd te blijven voor de meer ernstige aandoeningen, die niet duidelijk lijken te reageren op middelen van eerste keus.

7.3.10 Glycopeptiden

De glycopeptiden vormen een kleine maar essentiële groep antibiotica, waarvan het belang de laatste decennia door het ontstaan en de verspreiding van multiresistente grampositieve bacteriesoorten als de meticillineresistente *Staphylococcus aureus* (MRSA) en enterokokken alleen maar is toegenomen. Vancomycine en teicoplanine zijn op dit moment de in Nederland toegepaste middelen. Deze twee antibiotica verschillen weinig van elkaar. De werking berust op een verstoring van de opbouw van de celwand, maar op een andere manier dan de bèta-lactamantibiotica. Tot nu toe kwam resistentie weinig voor, maar het land heeft nu wel in toenemende mate te maken met opkomende clusters van vancomycineresistente enterokokken (VRE), die zich in het ziekenhuis snel kunnen verspreiden en voor grote hygiënische problemen kunnen zorgen.

7.3.11 Enkele nieuwe ontwikkelingen: linezolid en daptomycine

Vanwege de problemen met de behandeling van infecties door resistente grampositieve bacteriesoorten zoals de meticillineresistente *Staphylococcus aureus* (MRSA) en vancomycineresistente enterokokken (VRE) is de afgelopen jaren intensiever gezocht naar middelen die zodanig van de andere groepen verschillen, dat kruisresistentie wordt voorkomen. Voorbeelden hiervan zijn linezolid en daptomycine. Ook het eerdergenoemde tigecycline behoort tot deze categorie. Linezolid behoort tot de oxazo-lidinonen en de werking berust op een selectieve remming van de eiwitsynthese van grampositieve bacteriën. Linezolid is een cyclisch lipopeptide en werkt door binding aan de celmembraan, waardoor het zijn beschermende functie verliest en de cel snel sterft. Beide middelen vinden hun toepassing bij de bestijding van moeilijk behandel-bare infecties met multiresistente grampositieve bacteriën. Door hun betrekkelijke nieuwheid is de ervaring ermee nog beperkt.

7.4   Omvang van het antibioticagebruik

In Nederland bedraagt het antibioticagebruik in geld uitgedrukt 12% van het totale geneesmiddelengebruik. Samen met de middelen ter bestrijding van hart- en vaat-ziekten vormen de antibiotica de geneesmiddelengroep met de hoogste omzet. Onder de bevolking buiten het ziekenhuis wordt op enig moment door ongeveer 3% van de mensen een antibioticum gebruikt. In het ziekenhuis loopt dit op tot 30% van alle pa-tiënten. In de huisartspraktijk wordt ongeveer 50% van het gebruik ingenomen door de bètalactamgroep, 24% door tetracyclinen en 14% door macroliden. In het zieken-huis is het gebruik bij chirurgische patiënten het hoogst. Dit wordt veroorzaakt door de omvang van antimicrobiële profylaxe, die in de heelkunde ongeveer de helft van het totale antibioticagebruik kan bedragen. Op de gedachtegang achter de profylaxe wordt later in dit hoofdstuk ingegaan. In ziekenhuizen wordt ongeveer 60% van het gebruik bepaald door bèta-lactamantibiotica, 12% door chinolonen en de rest door overige middelen (gegevens Nethmap 2007. www.swab.nl).

7.5   Instellen van antimicrobiële therapie

Zodra op grond van de klachten, het algemeen lichamelijk onderzoek, de radiolo-gische bevindingen, het bloedonderzoek, het aspect van het sputum of het urinese-diment, een bacteriële infectie wordt vermoed, kan antimicrobiële therapie worden ingesteld. In de huisartsenpraktijk wordt de keuze van het middel in de meeste geval-len bepaald op grond van de te verwachten verwekker. Het betreft hier meestal onge-compliceerde infecties van de luchtwegen of van de urinewegen met een gevoelige bacterieflora waartegen de meeste orale antibiotica, geïndiceerd voor die specifieke aandoeningen, werkzaam zijn. Als het virale stadium gepasseerd is, zijn dit voor de luchtweg veelal de pneumokok of *Haemophilus* en voor de keel de groep-A-hemolyti-sche streptokok. Voor huidinfecties heeft men te maken met gevoelige stafylokokken en streptokokken en bij urineweginfecties met gevoelige colibacteriën. Om deze reden wordt in de huisartsenpraktijk alleen een kweek afgenomen als de behandeling niet aanslaat of als complicaties worden verwacht.

In het ziekenhuis is, wanneer dit enigszins mogelijk is, een gerichte kweek altijd geïn-diceerd, alvorens met de behandeling te beginnen. Vergeleken met de huisartsenprak-tijk is in het ziekenhuis een breder arsenaal van antibiotica noodzakelijk omdat de infecties ernstiger zijn, de patiënt vaak al eerder is behandeld, of niet reageert op de door de huisarts voorgeschreven antibiotica. In het ziekenhuis kunnen infecties worden veroorzaakt door multiresistente stammen zoals *Enterobacteriaceae*, *Pseudomonas*, *Serratia*, *Acinetobacter*, MRSA, VRE en anaeroben.

Bij de bestrijding van infecties met aerobe gramnegatieve staven spelen de cefalosporinen, breedspectrumpenicillinen als amoxicilline en piperacilline, al dan niet gecombineerd met een bètalactamaseremmer, en de aminoglycosiden een belangrijke rol. Wanneer de penicillinen en cefalosporinen wegens resistentie, overgevoeligheidsverschijnselen of bijwerkingen niet inzetbaar zijn, kunnen chinolonen een uitkomst bieden. Metronidazol, clindamycine en cefoxitine worden toegepast bij infecties die worden veroorzaakt door anaeroben. De glycopeptiden vancomycine en teicoplanine zijn gereserveerd voor moeilijk te behandelen infecties met stafylokokken en enterokokken.

Bij ernstige infecties verdient parenterale toediening meestal de voorkeur boven de orale weg. Hierdoor wordt de onzekere factor van al dan niet voldoende opname vanuit de darm omzeild.

Bij de behandeling van de meeste infecties van de luchtwegen en van de urinewegen zal men met een van de hierboven genoemde middelen kunnen uitkomen. Wanneer longinfecties niet worden gecompliceerd door aspiratie of urineweginfecties door de aanwezigheid van vreemdlichaammateriaal zullen zij in de regel gunstig reageren op antimicrobiële therapie met een enkelvoudig middel. Met uitzondering van het gebruik van co-trimoxazol en amoxicilline/clavulaanzuur worden combinaties van antibiotica uitsluitend gegeven bij levensbedreigende infecties zoals sepsis, meningitis en endocarditis. In deze gevallen wordt met de combinatietherapie beoogd een zo breed mogelijk en effectief dodend spectrum te verkrijgen, waardoor de trefzekerheid wordt vergroot wanneer de verwekker nog niet bekend is. In sommige gevallen kan de combinatie met een aminoglycoside een bacteriedodende synergie opleveren, hetgeen bij patiënten met verminderde immunologische weerstand van levensbelang kan zijn.

Voor de behandeling van veel verschillende soorten specifieke en aspecifieke infecties van de luchtwegen, de urinewegen, botten en gewrichten, huid, spieren en fascie, het zenuwstelsel en voor gegeneraliseerde aandoeningen bestaan richtlijnen. Voorbeelden zijn de standaarden van het Nederlands Huisartsen Genootschap (NHG) en het antibioticumboekje van de Stichting Werkgroep Antibioticabeleid (SWAB; www.swab. nl). Veel ziekenhuizen hebben een eigen aangepaste versie van zo'n boekje.

7.6 Antimicrobiële profylaxe

7.6.1 Chirurgische profylaxe

Onder antimicrobiële profylaxe worden maatregelen verstaan waarmee wordt beoogd het infectierisico ten gevolge van een medische ingreep of ten gevolge van een reeds bestaande risicodragende aandoening (recidiverende infectie, inwendige prothese) te verlagen.

In een groot aantal onderzoekingen is gebleken dat antimicrobiële profylaxe ter preventie van postoperatieve infecties nut heeft. Het effect van de profylaxe is groter naarmate het risico van bacteriële besmetting in het operatieterrein hoger is. Het risico van postoperatieve infecties bij operatieve ingrepen in een ernstig gecontamineerd gebied, zoals bij uitgebreide darmperforaties, is hoger dan bij ingrepen in een weinig gecontamineerd gebied, zoals bij de nog niet geperforeerde appendix of bij een uterusextirpatie. Onder beide omstandigheden zal profylaxe het aantal infecties doen verlagen. In het eerste geval echter zal het effect duidelijker zijn dan in het tweede geval, omdat meer patiënten ervan zullen profiteren. Het effect van profylaxe bij in principe schone ingrepen is moeilijk aantoonbaar. Dit is het geval bij het inbrengen van bijvoorbeeld vaatprothesen en kunstgewrichten. Bij deze ingrepen in steriel gebied is het infectierisico bij aseptische chirurgische techniek ook zonder profylaxe al bijzonder gering of hoort dat althans te zijn. Niettemin wordt in deze gevallen vaak profylaxe toegepast omdat elke infectie desastreus is.

Ten slotte is het bij de chirurgische profylaxe van belang dat het antibioticum tijdens de ingreep in het operatiegebied in voldoende hoge concentratie aanwezig is. Dit wil dus zeggen dat het antibioticum kort voor de ingreep, tijdens de inleiding, wordt toegediend. Het is meestal niet nodig de profylaxe na de ingreep voort te zetten. Wordt het antibioticum toch langer doorgegeven, dan kan dit alleen zijn ter behandeling van een infectie en dient de profylaxe als niet effectief te worden beschouwd. Nader onderzoek naar de oorzaak van het falen kan vanuit hygiënisch standpunt gewenst zijn.

7.6.2 Niet-chirurgische profylaxe

Over het nuttig effect van profylaxe ter voorkoming van infecties buiten de chirurgie is minder bekend.

Situaties waarin antibiotica worden gegeven om infecties te voorkomen zijn de volgende:

- aandoeningen van de hartkleppen of aanwezigheid van een kunstklep. Profylaxe wordt gegeven ter voorkoming van endocarditis. De profylaxe wordt toegediend bij tandheelkundige ingrepen en bij andere ingrepen waarbij het risico bestaat dat bacteriën in de bloedbaan komen die de hartkleppen kunnen infecteren; de Nederlandse Hartstichting geeft hierover een advies;
- na het doormaken van acuut reuma ten gevolge van een streptokokkeninfectie. Profylaxe wordt gegeven om een recidief te voorkomen;
- na contact met een patiënt met open tuberculose. Profylaxe wordt gegeven aan risicogroepen zoals zeer jonge kinderen en mensen met een omslag van de mantouxreactie. Voorts ter voorkoming van een recidief bij patiënten met verminderde weerstand;
- na intensief contact met een patiënt met door meningokokken veroorzaakte meningitis (epidemische nekkramp). Profylaxe kan worden gegeven aan jonge gezinsleden;
- recidiverende urineweginfecties; recidiverende erysipelas;

- hiv-seropositiviteit. Profylaxe met co-trimoxazol kan worden gegeven ter voorkoming van infectie door *Pneumocystis carinii*. Bij accidentele besmetting met hiv-positief materiaal (bijvoorbeeld prikaccident) kan postexpositieprofylaxe (PEP) met anti-hiv-medicatie worden gegeven.

Een bijzonder aspect van de niet-chirurgische profylaxe is het concept van de selectieve darmdecontaminatie (SDD) en van de totale decontaminatie bij de patiënt met ernstig verminderde weerstand. Bij selectieve decontaminatie wordt met orale antibiotica alleen de potentieel pathogene aerobe darmflora uitgeschakeld, terwijl de anaerobe flora grotendeels behouden blijft. Deze anaerobe flora vervult een beschermende functie tegen kolonisatie door andere aerobe (ziekenhuis)flora. Dit mechanisme wordt behoud van de kolonisatieresistentie genoemd. Bij leukopene patiënten is aangetoond dat met selectieve decontaminatie het risico van infectie met aerobe gramnegatieve staven vermindert.

Er bestaat nog geen overeenstemming over de toepassing van selectieve decontaminatie bij andere categorieën patiënten. Studies worden verricht bij intensivecarepatiënten die in het bijzonder risico lopen op ziekenhuisinfecties. In afwachting van de resultaten is men in het algemeen terughoudend met selectieve decontaminatie bij deze patiënten, vanwege de hoge kosten en het onzekere effect bij de patiënt en op de bacteriële flora op de intensivecareafdeling. Resistentieproblematiek is op een intensivecareafdeling, waar veel met geavanceerde antibiotica wordt gewerkt, niet uitgesloten. Aan de ene kant komt resistentieproblematiek op intensivecareafdelingen vaak voor. Hierdoor zal decontaminatie niet altijd goed kunnen slagen. Aan de andere kant wordt gevreesd dat langdurige decontaminatiekuren bij de zeer gevarieerde intensivecarepopulatie juist nieuwe resistentieproblemen zal oproepen.

7.7 Resistentie

De gemakkelijke beschikbaarheid van antibiotica en de eenvoudige toedieningsweg van de orale preparaten hebben, zoals eerder betoogd, in de algemene praktijk geleid tot een ruim antibioticumgebruik. Omdat bacteriën zich snel vermenigvuldigen en zich snel kunnen aanpassen aan minder gunstige omstandigheden heeft dit in de loop der jaren geleid tot een aanzienlijke resistentieproblematiek. Het onvoorspelbare karakter van de gevoeligheid van veel ziekenhuisbacteriën, en naar het zich laat aanzien in toenemende mate van bacteriën buiten het ziekenhuis, maakt laboratoriumonderzoek naar gevoeligheidspatronen ten opzichte van reeksen antibiotica noodzakelijk. Vermoedelijk vormt zowel het gebruik door de patiënt als ook het veterinaire gebruik van antibiotica een bijdrage tot de omvang van resistentie in het milieu. In de ziekenhuizen heeft in een verder verleden het gebruik van antibiotica aanleiding gegeven tot aanzienlijke verschuivingen tussen de soorten ziekteverwekkers, vooral van grampositieve naar de van nature meer resistente gramnegatieve soorten, en in resistentiepatronen. Nadat hierop in de periode tot de jaren tachtig met nieuw antibioticabeleid was gereageerd, werd de afgelopen twintig jaar een toename gezien van meer resistente grampositieve bacteriën, zoals meticillineresistente stafylokokken en resistente enterokokken. Om de resistentieontwikkeling te kunnen volgen en om te kunnen zien welke maatregelen een positieve invloed kunnen hebben bij het beteugelen van dit probleem zijn zowel op nationaal als internationaal niveau surveillance-initiatieven genomen. Informatie hierover kan men vinden bij de SWAB (www. swab.nl) en bij het European Antimicrobial Resistance Surveillance System (EARSS; www.earss.rivm.nl). Omdat vergelijkbare problematiek zich voordoet in de veterinaire sector, is men ook daar al enige jaren actief met een surveillancesysteem, Verinary Antibiotic Usage and Resistance Surveillance (VANTURES).

7.8 Antibioticabeleid

Omdat de omvang van het gebruik van antibiotica zo groot is, wordt de praktiserend arts niet zelden geconfronteerd met toxische en allergische bijwerkingen. Samen met de opkomende resistentieproblematiek leidt dit tot beperkingen van de keuze voor een effectieve behandeling.

Het is daarom van belang te trachten de indicaties voor het voorschrijven van antibiotica zo duidelijk mogelijk te definiëren en het aantal antibiotica waaruit de keus moet worden gemaakt, zo beperkt en eenvoudig mogelijk te houden.

In het kort kunnen de volgende richtlijnen worden gehanteerd:

- De toediening van antibiotica is slechts zinvol bij de bestrijding van bacteriële infecties. De indicaties voor het geven van antibiotica als therapie of profylaxe dienen duidelijk te zijn. Lokaal of regionaal kunnen de indicaties zijn neergelegd in uit overleg voortgekomen voorschriften. Een mooi voorbeeld is het via de SWAB-website te verkrijgen antibioticumboekje. Koorts, of een griepachtig ziektebeeld, dat meestal van virale oorsprong is, is op zichzelf geen rechtvaardiging voor antimicrobiële therapie.
- In het ziekenhuis moet men ernaar streven de keus van het antibioticum te bepalen aan de hand van de uitslag van de kweek. Verder kunnen binnen de medische staf gemaakte afspraken omtrent de toepassing van de verschillende stoffen van invloed zijn op de keus. Veel middelen vertonen een overlap in het werkingsspectrum of indicatiegebied. De toedieningswijze, bijwerkingen en kosten moeten bij de keuze worden betrokken.
- Antibiotica dienen bij ernstige infecties parenteraal te worden toegediend. Vaak wordt gebruikgemaakt van combinaties. Het meest toxische middel kan worden gestaakt wanneer de ziekteverwekker gevoelig blijkt te zijn voor het minst toxische middel en de infectie met succes lijkt te kunnen worden bestreden.

Aan de uitvoering van het beleid kan als volgt gestalte worden gegeven:

- het opstellen van een lijst van een beperkt aantal antibiotica die voor bepaalde indicaties in aanmerking komen, met adviezen ten aanzien van voorkeur, dosering en toedieningsvorm. Alleen van de in de lijst genoemde antibiotica zullen in het laboratorium gevoeligheidsbepalingen worden uitgevoerd;

- een inhoudsdeskundige (infectioloog, arts-microbioloog) in het ziekenhuis de voorgeschreven antibiotica laten beoordelen en ervoor zorg dragen dat bij afwijkingen van het beleid overleg wordt gevoerd;
- de introductie van een 'stop-order'-systeem, waarbij de toelevering van antibiotica na een vastgesteld aantal doseringen wordt gestaakt. Daarna is een nieuw recept nodig om het middel van de apotheek te verkrijgen. Dit laatste is met name van belang bij het profylactische gebruik, waarbij antibiotica slechts kortdurend en in de meeste gevallen eenmalig moeten worden toegediend.

Een antibioticumbeleid kan – naast hygiënische maatregelen – het ontstaan, de selectie en de verspreiding van resistente stammen beperken en bijdragen aan het behoud van de effectiviteit van veel goede antibiotica. Bovendien kan een correct uitgevoerd beleid besparend zijn voor het ziekenhuisbudget, omdat goedkopere middelen worden gebruikt en ziekenhuisinfecties met gevoelige bacteriën vaak minder gecompliceerd verlopen dan infecties die worden veroorzaakt door resistente bacteriën.

Deel II Infectiepreventie in de praktijk

8   Inleiding

S. Terpstra

In de epidemiologie is het gebruikelijk om het ontstaan van een infectie te verklaren als het resultaat van een serie complexe interacties tussen het veroorzakende micro-organisme, de gevoelige gastheer en zijn omgeving (besmettingscyclus of infectieketen). Maatregelen om infecties te voorkomen zijn gericht op het doorbreken van de besmettingscyclus. In de praktijk betekent dit maatregelen om het micro-organisme te elimineren of te isoleren. Ook kunnen het maatregelen zijn om de gastheer te beschermen tegen infecties of besmettingswegen te blokkeren.

Stel, een patiënt wordt geopereerd. Behalve zijn conditie kunnen de luchtbehandeling in de operatieruimte, de werkwijze van het operatiepersoneel en de microbiologische kwaliteit van de gebruikte materialen van invloed zijn op het ontstaan van een postoperatieve wondinfectie. Door het nemen van specifieke maatregelen kan het infectierisico worden verlaagd. Maatregelen zoals het toedienen van antibioticaprofylaxe aan de patiënt, het gebruik van een laminar-flowinstallatie voor de luchtbehandeling, een aseptische werkwijze, een goede discipline van de medewerkers of het gebruik van steriele materialen.

Afbeelding 8.1 toont de drie elementen uit de infectieketen: micro-organisme, gastheer en omgeving. De afbeelding laat zien dat een (ziekteverwekkend) micro-organisme, afkomstig van een besmettingsbron uit de omgeving van de patiënt (bijvoorbeeld besmet voedsel) door opname via het maag-darmkanaal (= porte d'entrée) de patiënt (= gevoelige gastheer) kan bereiken. Via zijn excretieproducten (= porte de sortie) kan de besmette patiënt, die als bron fungeert, op zijn beurt weer de omgeving besmetten, waarmee de cirkel gesloten is. Om de keten te doorbreken, kunnen preventieve maatregelen worden genomen die een aangrijpingspunt hebben op diverse schakels van de keten. In de afbeelding zijn de maatregelen weergegeven in de 'ballonnen'. De plaats van de 'ballon' geeft aan op welk punt de infectieketen doorbroken wordt.

In dit deel van het boek zal uitvoerig worden ingegaan op welke wijze men, in de dagelijkse praktijk van het ziekenhuis, infecties kan voorkomen. Hierbij is in alle gevallen de infectieketen het uitgangspunt en de te nemen maatregelen dienen om deze keten te doorbreken.

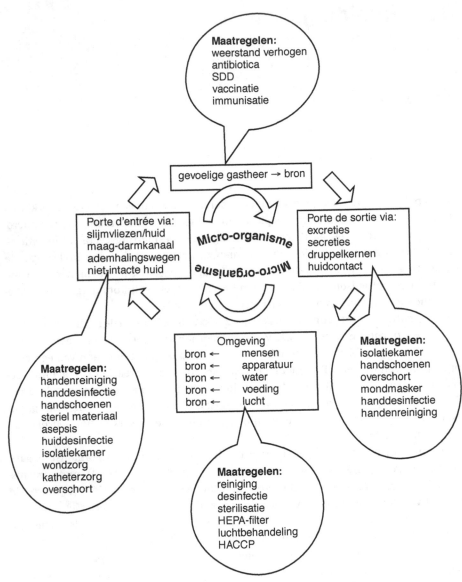

Afbeelding 8.1   De infectieketen met preventieve maatregelen

9   Reinigen en desinfecteren

C.M. Taal en G.V.M. Koopmans-Zwanenburg

9.1   Reinigen

Overal – dus ook in instellingen in de gezondheidszorg – verzamelen zich vuil en stof. Door te reinigen probeert men dit vuil te verwijderen. Thuis gebruikt men stofzuiger, stofdoek, dweil en sopdoek. In instellingen in de gezondheidszorg verblijven mensen met een verminderde weerstand en/of mensen die mogelijk pathogene micro-organismen verspreiden. Daarom worden in deze instellingen andere eisen gesteld aan huishoudelijke reiniging dan thuis.

Het doel van reinigen binnen de gezondheidszorg is het verwijderen van los en vastgekleefd vuil op een zodanige wijze dat voorkomen wordt dat micro-organismen zich handhaven, vermeerderen en verspreid kunnen worden.

We onderscheiden:

- medische apparatuur en instrumenten;
- oppervlakken, zoals vloeren;
- voorwerpen rond de patiënt.

9.1.1   Het reinigen van medische apparatuur en instrumenten

In het verleden werden gebruikte instrumenten op de afdeling gereinigd of in een desinfecterende bewaarvloeistof naar de centrale sterilisatieafdeling (CSA) vervoerd voor reiniging. Omdat hierbij de kans op besmetting en verwonding zeker niet denkbeeldig is, gaan steeds meer ziekenhuizen ertoe over het gebruikte instrumentarium zonder behandeling en in gesloten bakken te vervoeren naar de CSA.

Op de CSA bestaan aparte ruimten voor 'vuil' en 'schoon' instrumentarium. Er werkt speciaal opgeleid en geïnstrueerd personeel. Zie voor een uitgebreide beschrijving van deze afdeling paragraaf 10.5.

De reiniging geschiedt in een instrumentenwasmachine, die tevens thermisch desinfecteert indien de instrumenten gedurende minimaal vijf minuten bij 90 °C worden behandeld.

Zeer fijne instrumenten worden ultrasoon gereinigd.

Ultrasoon reinigen

De instrumenten worden in een bak met reinigingsvloeistof gedompeld. Door een piëzo-elektrisch element wordt geluidsenergie met een frequentie van 40-60 kHz. opgewekt, waardoor de vloeistof in trilling gebracht wordt. Hierdoor kunnen verontreinigingen losgeslagen worden.

9.1.2 Het reinigen van oppervlakken, zoals vloeren

Voor het reinigen van oppervlakken zijn twee methoden te onderscheiden: de droge en de natte methode. De droge methode (wisdoek) verdient de voorkeur in gezondheidszorginstellingen.

Droge methode

In ziekenhuizen gebruikt men bij de dagelijkse reiniging van patiëntenruimten meestal een wisdoek. Een wisdoek is disposable en gemaakt van geïmpregneerd papier. Het voordeel hiervan is dat stof wordt vastgehouden; dit in tegenstelling tot bij zwabbers en stofdoeken, waarmee stof alleen verplaatst wordt. Na het verwisselen van de geïmpregneerde wisdoek dienen de handen gereinigd te worden.

Vaste vloerbedekking wordt in het algemeen niet in patiëntenkamers en behandelruimten toegepast, omdat vlekken moeilijk verwijderd kunnen worden. Een bijkomend nadeel is dat bij het stofzuigen van vaste vloerbedekking kans bestaat op verspreiding van opdwarrelende stofdeeltjes, al of niet met micro-organismen.

Natte methode

Voordat nat gereinigd wordt, moet altijd eerst stof verwijderd worden met een wisdoek. Bij de natte methode gebruikt men een schoonmaakmiddel dat wordt opgelost in warm water. Het sop zal snel vervuilen, waarbij naast de zichtbare vervuiling ook sprake kan zijn van een sterke toename van micro-organismen. Om dit zo veel mogelijk te beperken, dient het sop frequent te worden verwisseld of kan gebruik worden gemaakt van een twee-emmersysteem met wringer (afbeelding 9.1). Een natte dweil, mop of sopdoek kan veel micro-organismen bevatten en zo een besmettingsbron vormen. Daarom gebruikt men disposable doeken of schoonmaakmaterialen – zoals dweil, mop en dergelijke – die dagelijks thermisch gedesinfecteerd worden (wasserij). Na afloop van natte reiniging dient er goed nagedroogd te worden zodat eventueel achtergebleven micro-organismen geen kans krijgen zich (in het vocht en bij kamertemperatuur) te vermenigvuldigen.

Als er patiëntenmateriaal gemorst is, moet men dit direct – en met handschoenen aan – verwijderen met behulp van een disposable doek, die het gemorste materiaal absorbeert. Hierna is desinfectie met alcohol of een chlooroplossing afdoende.

9.1.3 Het reinigen van voorwerpen

In het ziekenhuis worden verschillende voorwerpen gebruikt door en voor patiënten. Er zijn situaties waarbij meer patiënten gebruikmaken van één voorwerp. Het reinigen dient hierop afgestemd te zijn.

Voorwerpen zoals waskom, gebitsbakje, po, urinaal, slof en postoel moeten na elk gebruik gereinigd en droog bewaard worden. Een betere mogelijkheid is gebruik te

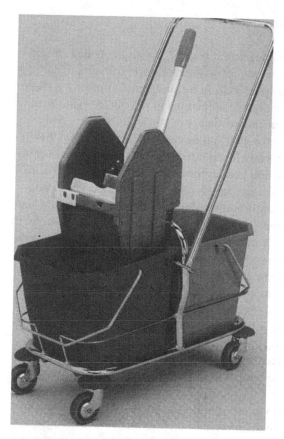

Afbeelding 9.1 Twee-emmersysteem voor het 'nat' reinigen van vloeren
Foto: Electrolux, Alphen aan den Rijn

maken van een bedpanspoeler, waarin een bedpan, urinaal of kleine gebruiksvoorwerpen gereinigd en thermisch gedesinfecteerd kunnen worden.

De bovenkant van het nachtkastje van de patiënt wordt dagelijks huishoudelijk gereinigd. Na ontslag worden het gehele kastje, het bed en de aan het bed bevestigde voorwerpen zoals urinaalhouder, oorschelp van de radio, infuusstandaard, dekenboog en dergelijke zorgvuldig huishoudelijk gereinigd. Ook hier blijft van belang voorwerpen na reiniging goed te drogen. Andere voorzieningen rond de patiënt, zoals bedgordijnen, moeten regelmatig en in ieder geval bij zichtbare verontreiniging, gereinigd worden in de wasserij.

9.2 Desinfectie

Als definitie van desinfectie hanteren we: het verminderen van het aantal en het soort micro-organismen tot een, voor het gebruiksdoel, aanvaardbaar aantal.

9.2.1 Algemene aandachtspunten

Aan desinfectie dient een goede reiniging vooraf te gaan. Indien het te desinfecteren object nog patiëntenmateriaal bevat, wordt het desinfectieproces belemmerd doordat organische stoffen de inwerking van desinfectantia verhinderen. Desinfectie is meestal gebaseerd op het vermogen eiwitten van de celmembraan van micro-organismen te coaguleren of de celmembraan op een andere manier te beschadigen.

De keuze van de desinfectiemethode hangt af van de aard van het materiaal, het beoogde gebruiksdoel en de kosten. Thermische desinfectie heeft altijd de voorkeur boven chemische desinfectie, omdat hierbij geen agressieve stoffen voorkomen die mogelijk voorwerpen, huid en slijmvliezen van de gebruiker en het milieu aantasten.

Met name bij de chemische desinfectantia is er verschil in werkingsspectrum. De keuze van het desinfectans is daarom mede afhankelijk van de aard van de te verwachten micro-organismen. Elk desinfectans is in een bepaalde concentratie optimaal werkzaam. Een hogere concentratie dan wordt voorgeschreven garandeert, in de meeste gevallen, geen beter resultaat en werkt kostenverhogend. Ook de inwerkingstijd, afhankelijk van het gekozen desinfectans en de toepassing, is van groot belang en dient strikt in acht genomen te worden. De gebruiksoplossingen van desinfectantia zijn beperkt houdbaar. De houdbaarheid is behalve van chemische factoren ook sterk afhankelijk van de organische belasting.

Na het proces dienen de gedesinfecteerde voorwerpen goed te worden nagespoeld, om te voorkomen dat eventuele resten desinfectans (toxische) reacties kunnen veroorzaken.

Een andere overweging bij de keuze van een desinfectans is de mogelijke schadelijke bijwerking voor personen die met de desinfectantia moeten werken. Voorzorgsmaatregelen zijn meestal noodzakelijk, zoals het dragen van handschoenen en/of neusmondmasker. Ook het afzuigen van vrijkomende dampen kan bij het werken met bepaalde desinfectantia een vereiste zijn.

De invloed van desinfectantia op het milieu dient ook bij de afweging betrokken te worden. Het wordt afgeraden grote hoeveelheden desinfectantia op het riool te lozen. Wettelijke normen omtrent de toelaatbaarheid van het lozen van desinfectantia zijn in voorbereiding.

9.2.2 Desinfectiemethoden

De desinfectiemethoden zijn als volgt in te delen:
A fysisch:
    a1   hitte (thermisch);
    a2   ultraviolette straling;
B chemisch:
    b1   desinfectantia voor voorwerpen en oppervlakken;
    b2   huiddesinfectantia.

A   Fysische desinfectiemethoden

a1   Thermische desinfectie

Thermische desinfectie houdt in dat door middel van verhitting, al dan niet in combinatie met water, micro-organismen worden gedood. De afstervingscurve van micro-organismen bij thermische desinfectie is voornamelijk afhankelijk van de variabelen temperatuur en tijd. Indien een hoge temperatuur mogelijk is, kan de desinfectietijd kort zijn. Voorbeelden hiervan zijn een instrumentenwasmachine (90 °C, 5 minuten), een uitkookpan en een pospoeler, waarin respectievelijk instrumenten, spenen en bedpannen worden gespoeld met water van minstens 85 °C.

Pasteurisatie is ook een vorm van thermische desinfectie. Deze methode wordt voornamelijk toegepast in de voedselbereidingsindustrie. Een bekend voorbeeld van een gepasteuriseerd product is melk. Melk wordt gedurende 15 tot 20 minuten verhit tot 72 à 74 °C en vervolgens afgekoeld.

a2   Ultraviolette straling (uv)

Ultraviolette straling heeft een bacteriedodende werking. De doordringbaarheid in vaste stoffen is echter gering. Optimale werkzaamheid wordt bereikt in kleine ruimten zonder schaduwvlakken met partikelarme lucht. Glas en plastic houden de straling tegen. Door deze eigenschappen is het aantal gebruikstoepassingen gering. Uv-straling wordt dan ook voornamelijk toegepast in laminar airflowkasten van apotheek en laboratorium.

B   Chemische desinfectiemethoden

Bij chemische desinfectie wordt gebruikgemaakt van desinfectantia. Dit zijn chemische producten die door hun eigenschappen een bactericide, een fungicide en/of een virucide werking hebben.

Op het gebruik van desinfectiemiddelen is in Nederland een viertal wetten van kracht afhankelijk van het toepassingsgebied:

- Wet op de geneesmiddelenvoorziening: desinfectantia bedoeld voor gebruik op de al dan niet intacte huid of slijmvliezen.
- Wet op de medische hulpmiddelen: desinfectantia als 'hulpstuk' van een medisch hulpmiddel.
- Bestrijdingsmiddelenwet.
- Warenwet, voor cosmeticaproducten: desinfectantia bedoeld voor hygiënische handdesinfectie.

Voor een uitgebreide beschrijving van desinfectie en wetgeving, raadpleeg Beleid reiniging, desinfectie en sterilisatie, Werkgroep Infectiepreventie; mei 2005.

b1   Desinfectantia voor voorwerpen en oppervlakken

Vele tientallen verschillende desinfectantia zijn voor dit doel toegelaten. Van de meest gebruikte desinfectantia in de gezondheidszorg wordt een aantal specifieke kenmerken belicht.

Alcoholen (70%-80%)
De meest gebruikte alcoholen voor desinfectie zijn ethylalcohol (ethanol) en isopropyl-alcohol. De werking berust op het coaguleren van het celeiwit van micro-organismen. Isopropylalcohol is niet actief tegen hydrofiele virussen (enterovirussen). De meest gebruikte concentratie is ethylalcohol 70%. Vaak worden andere desinfectantia, zoals jodium en chloorhexidine, aan alcohol toegevoegd. Alcohol werkt snel maar kortdurend. Het is brandbaar, verdampt snel en laat geen residu achter. Alcohol kan worden toegepast als oppervlaktedesinfectans bij kleine oppervlakken of voorwerpen. Het is niet geschikt voor desinfectie van het slijmvlies.

Werkingsspectrum:
Alcoholen hebben een breed werkingsspectrum. Ze zijn bactericide, fungicide en veelal virucide. Ze doden echter bacteriesporen niet.

Effecten op voorwerpen en oppervlakken:
• aantasting van rubber en sommige soorten kunststof;
• laat geen potentieel toxisch residu achter.

Effect op personen/gebruikers:
• uitdroging van de huid.

Chloorverbindingen
Voorbeelden:
• natrium-dichloorisocyanuraat;
• chlooramine-T;
• natriumhypochloriet.

De werking van deze chlooroplossingen is gebaseerd op de afgifte van actief chloor (HOCl⁻). Dit ion oxideert het celmembraan van het micro-organisme.

Werkingsspectrum:
Chloor heeft een breed werkingsspectrum en is zowel bactericide, virucide, fungicide als tuberculocide. Het wordt geïnactiveerd door organisch materiaal en verliest zijn werkzaamheid onder andere door verloop van tijd (verandering pH). Voor algemene desinfectiedoeleinden, oppervlakken zonder bloed, is een concentratie van 250 ppm voldoende. Voor desinfectie van oppervlakken, verontreinigd met bloed, en voor onder andere tuberculocide activiteit is 1.000 ppm noodzakelijk.

Effecten op voorwerpen en oppervlakken:
• kleurveranderingen;
• corrosieve werking op metalen;
• chloor is toegestaan als desinfectans voor de keuken, waarbij voorwerpen die in contact kunnen komen met levensmiddelen nagespoeld moeten worden.

Effecten op personen/gebruikers:
- niet mengen met andere stoffen tenzij uitdrukkelijk toegestaan; het gevaar bestaat dat daarna gevaarlijke dampen vrijkomen;
- vrijkomende dampen kunnen bij inademing de slijmvliezen en bronchiën irriteren.

Aldehyden

De bekendste aldehyde is glutaaraldehyde. De werking van aldehyden berust op verstoring van diverse functies in micro-organismen door reacties met eiwitbestanddelen en nucleïnezuren in de cel, waardoor het organisme afsterft.
Glutaaraldehyde is na toevoeging van de activator beperkt houdbaar. Het wordt veel gebruikt als instrumentendesinfectans (endoscopen).

Werkingsspectrum:
Aldehyden hebben een breed werkingsspectrum en zijn bactericide, virucide, sporicide, tuberculocide en fungicide.

Effecten op voorwerpen en oppervlakken:
- niet bekend.

Effecten op personen/gebruikers:
- de vrijkomende dampen kunnen irritatie van de slijmvliezen veroorzaken en moeten daarom worden afgezogen;
- (contact)eczeem;
- irritatie door onvoldoende nagespoeld instrumentarium. Restanten desinfectans kunnen bij oogheelkundige operaties steriele infecties veroorzaken.

Peroxiden

De werking van peroxiden berust op oxidatie van nucleïnezuur en andere essentiële celbestanddelen door actieve zuurstof.
Waterstofperoxide is al langer dan een eeuw bekend als kiemdodend middel.
De gebruikte perzuren zijn perazijnzuur (toegelaten als instrumentendesinfectans) en natriumperboraat (toegelaten als desinfecterende bewaarvloeistof).

Werkingsspectrum:
Peroxiden zijn bactericide, fungicide en virucide; sporocide in hoge concentraties.

Effecten op voorwerpen en oppervlakken:
- corrosieve werking op diverse metalen, rubber en sommige textiele weefsels.

Effecten op personen/gebruikers:
- irritatie huid, slijmvliezen en ogen.

Tuberculocide

De werking op hepatitis B-virus is nog onvoldoende bekend

Quaternaire ammoniumverbindingen

Quaternaire ammoniumverbindingen zijn desinfectantia die tegenwoordig in steeds mindere mate gebruikt worden. De oorzaak is het beperkte vermogen diverse gram-negatieve staven (bijvoorbeeld *Pseudomonas*) te doden. De werking van de 'quats' berust op het vermogen zich aan het celmembraan van het micro-organisme te adsorberen. De celwand wordt doorlaatbaar, waardoor bepaalde bestanddelen uit de cel verdwijnen en het organisme sterft.

Werkingsspectrum:
Quaternaire ammoniumverbindingen zijn beperkt bactericide.

Effecten op voorwerpen en oppervlakken:
• gebruik in keukens is toegestaan, mits nagespoeld wordt om residuvorming te voorkomen.

Effecten op personen/gebruikers:
• irritatie huid en ogen.

Fenolverbindingen

De werking van fenolverbindingen is gebaseerd op het doorlaatbaar maken van het celmembraan van bacteriën, zodat bepaalde celbestanddelen uit de cel verdwijnen, waarna het organisme afsterft.

Werkingsspectrum:
Fenolverbindingen hebben een breed werkingsspectrum en zijn bactericide en fungicide Zij hebben een tuberculocide werking bij gebruik in een oplossing van 3%. En zijn in de gebruikelijke concentraties niet werkzaam tegen sporen, hydrofiele virussen en het hepatitis B-virus.

Effecten op voorwerpen en oppervlakken:
• er kan aanslag ontstaan op voorwerpen;
• corrosief;
• fenolverbindingen zijn niet toegestaan als desinfectans voor de keuken.

Effecten op personen/gebruikers:
• toxisch voor huid- en slijmvliezen.

b2   Hand- en huiddesinfectantia

Handdesinfectantia (desinfectiemiddelen, die geschikt zijn voor de handen) bevatten terugvettende bestanddelen die uitdroging voorkomen. In de meeste gevallen kan voor handendesinfectie worden volstaan met een ethylalcohol 70% met terugvettende bestanddelen. De werking van dit middel is kortdurend. Als een langer aanhoudende werking is vereist, zoals bij preoperatieve handendesinfectie, dan moet aan de oplossing een ander desinfectans zijn toegevoegd, zoals chloorhexidine.

De vijf meest gebruikte huiddesinfectantia (desinfectiemiddelen, die geschikt zijn voor huid en slijmvliezen) zijn:
- ethylalcohol 70%;
- jodiumtinctuur (1% jodium en 1,25% natriumjodide in ethylalcohol 70%);
- chloorhexidinetinctuur (0,5% chloorhexidine in ethylalcohol 70%);
- povidonjood in water (meerdere concentraties);
- chloorhexidine in water (meerdere concentraties).

Jodiumtinctuur
Het jodium oxideert celbestanddelen van micro-organismen, waardoor deze afsterven. Jodiumtinctuur heeft een zeer snelle werking en een breed werkingsspectrum. Het is niet geschikt voor desinfectie van slijmvliezen omdat alcohol op slijmvliezen als pijnlijk ervaren wordt. Het is ook niet geschikt als desinfectans bij uitgebreide wondoppervlakken zoals brandwonden. Jodium wordt geresorbeerd, waardoor acidose en hyperthyreoïdie kunnen ontstaan bij de patiënt.

Voordelen:
- snelle en langdurige werking;
- bactericide en virucide.

Nadelen:
- overgevoeligheidsreacties;
- verkleuringen van de huid.

Chloorhexidinetinctuur
Chloorhexidinetinctuur wordt veelvuldig gebruikt als alternatief voor jodiumtinctuur. De werking en toepassing zijn gelijk aan die van jodiumtinctuur. Zie Wip 'Beleid reiniging desinfectie en sterilisatie (blz. 11); het geeft geen verkleuringen van de huid en leidt tot minder overgevoeligheidsreacties.

Voordelen:
- snelle en langdurige werking;
- bactericide en virucide;
- mogelijkheden tot gebruik als handdesinfectans.

Nadelen:
- sporadisch overgevoeligheidsreacties;
- ototoxisch en neurotoxisch.

Povidonjood in water
Povidonjood is een jodofoor. Jodoforen zijn complexen van jodium (I_2) en een draagstof. Er bestaan meerdere jodoforen met verschillende draagstoffen. Povidonjood heeft als draagstof polyvinylpyrrolidon. Draagstoffen houden tot 30 gewichtsprocent jodium in oplossing. Dit jodium komt vrij bij verdunning met water. Organisch materiaal vangt jodium weg en vermindert daarmee de desinfecterende werking. Povidonjood

is niet toepasbaar bij grote wonden, door mogelijke jodiumresorptie. Als toevoeging aan zeep wordt het gebruikt als handdesinfectans.

Voordelen:
- oplossing stabiel;
- weinig huidirritaties;
- mogelijk als slijmvliesdesinfectans;
- bactericide.

Nadelen:
- minder snelle werking;
- verkleuringen op de huid;
- beperkt virucide.

Chloorhexidineoplossing in water
Chloorhexidine opgelost in water wordt soms nog gebruikt als slijmvliesdesinfectans. Het nut als huid- en slijmvliesdesinfectans valt volgens onderzoeksresultaten sterk te betwijfelen. Hoe lager de concentratie is, hoe groter de kans op groei van micro-organismen. Als toevoeging aan zeep wordt het gebruikt als huiddesinfectans.

Voordelen:
- weinig irritaties van huid of slijmvliezen;
- bactericide.

Nadelen:
- minder snelle werking;
- geringe toepasbaarheid;
- beperkt virucide.

10 Steriel, steriliseren en steriliteit

W.J.V. van der Boon en H.J.A. Sonderkamp

10.1 Het begrip steriel

In microbiologische of medische context wordt iets steriel genoemd als het vrij is van levensvatbare organismen, waarbij inbegrepen virussen.

In deze definitie is nadrukkelijk gekozen voor organismen en niet voor een beperking tot micro-organismen. Als een voorwerp in de verpakking goed is gesteriliseerd, maar er lopen later mieren, vliegen of torren in de verpakking, dan is het voorwerp niet steriel.

Daarnaast is er sprake van levensvatbare organismen, omdat ook na zeer zorgvuldig reinigen van een voorwerp niet kan worden uitgesloten dat nog enige micro-organismen achterblijven. Als vervolgens het voorwerp is gesteriliseerd kunnen dus nog enige niet levensvatbare (micro-)organismen aanwezig zijn. Het voorwerp is dan toch steriel.

De nadrukkelijke toevoeging – 'waarbij inbegrepen virussen' – is nodig, omdat niet iedereen de virussen tot de levensvatbare organismen rekent. Een virus, een kernzuur omgeven door een mantel, is in die opvatting niet alleen te eenvoudig van structuur, maar kan zich daarnaast niet zelfstandig vermenigvuldigen. Het virus is daarvoor immers aangewezen op een levende gastheercel.

Zo omschreven is steriel dus kiemvrij. Dat mag dan op het eerste gezicht een eenvoudig en goed hanteerbaar begrip zijn, moeilijker wordt het als je je afvraagt hoe je nu met enige mate van betrouwbaarheid kunt zeggen dat een voorwerp, bijvoorbeeld een medisch hulpmiddel of een vloeistof, steriel is. Als al voor kleine zichtbare levende wezens de ervaring is dat je er niet op mag vertrouwen dat ze er niet zijn als je ze niet ziet, wordt duidelijk dat zichtbaar maken van micro-organismen door vergroten geen garantie biedt. Als micro-organismen zich in een heldere vloeistof kunnen vermeerderen, kunnen al die microscopisch kleine deeltjes doorvallend licht zo verstrooien, dat troebeling optreedt. Troebeling van een vloeistof die helder zou moeten zijn, moet dus alarmeren. Is die troebele vloeistof wel steriel? Maar het omgekeerde is niet waar: een heldere vloeistof hoeft op grond van die niet-zichtbare aanwezigheid nog niet steriel te zijn. Omdat iedere soort micro-organisme voor groei en vermeerdering zijn eigen typische eisen stelt aan voeding en omstandigheden, is een universele methode voor het kweken van micro-organismen theoretisch ondenkbaar. Maar ook als die wel bestond, zou een negatief resultaat van een dergelijke kweek slechts beperkte betekenis hebben. Er zou steeds reden zijn voor de twijfel: toont de methode wel in alle

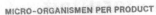

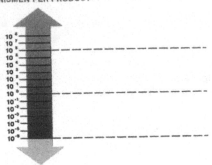

Afbeelding 10.1 Een product is steriel indien de kans op het voorkomen van een micro-organisme is < 10^{-6}

gevallen ook slechts een enkel micro-organisme aan? Hebben we niet uit het aantal testmogelijkheden net de verkeerde omstandigheden gekozen waardoor groei niet mogelijk is en het lijkt alsof er geen micro-organismen aanwezig zijn? Steriel definiëren als kiemvrij is dan ook geen juiste benadering.

In het handboek voor de bereiding van geneesmiddelen binnen de Europese Unie, de *Europese Farmacopee*, wordt dan ook een andere, meer relativerende en tevens statistisch verantwoorde definitie gegeven. Een definitie waarmee sterilisatieprocessen zijn te ontwerpen en te toetsen:

Een geneesmiddel of medisch hulpmiddel mag als steriel beschouwd worden als de kans dat er één enkel levensvatbaar organisme of virus op aanwezig is kleiner of ten hoogste gelijk is aan één op een miljoen.

Of, anders gezegd: *een partij goederen is pas steriel als er op één of minder dan één per miljoen stuks een enkel levensvatbaar organisme inclusief virus voorkomt.*

Uitsluitend door een sterilisatieproces te kiezen dat ook de meest resistente micro-organismen doodt en door ervoor te zorgen dat dit proces steeds op dezelfde wijze verloopt, kan worden gegarandeerd dat een hulpmiddel dat aan dit proces onder bepaalde voorwaarden wordt blootgesteld, steriliteit heeft bereikt.

10.2 De verantwoording voor de steriliteit in ziekenhuizen

Of een steriel geneesmiddel of medisch hulpmiddel nu door het ziekenhuis werd geproduceerd dan wel kant-en-klaar ingekocht is, maakt voor de gebruiker geen verschil. In beide gevallen mag de behandelende arts, die verantwoordelijk is voor de toepassing ervan uitgaan dat het product echt *steriel* is. Dit geldt ook als het onderzoek of de behandeling in zijn opdracht, dus onder zijn verantwoording, door ziekenhuismedewerkers wordt uitgevoerd.

Het bestuur en dus de directie van de zorginstelling draagt hiervoor de eindverantwoordelijkheid. Om hierover geen enkel misverstand te laten bestaan heeft de rijksoverheid in 1983 het Besluit gesteriliseerde medische hulpmiddelen in ziekenhuizen uitgevaardigd. De maatregel heeft alleen betrekking op hulpmiddelen die in het ziekenhuis worden gesteriliseerd en geldt zowel voor hulpmiddelen voor eenmalig gebruik als voor middelen bestemd voor meermalig gebruik.

Een zeer belangrijk uitgangspunt van dit Besluit is dat het bestuur en de directie een deskundige moeten benoemen, die de verantwoording draagt voor alle steriele hulpmiddelen in de instelling. Daarnaast stelt het Besluit een aantal eisen aan de inrichting, de apparatuur, de organisatie, de uitvoering van het sterilisatieproces, de verantwoording van het productieproces en het beheer en de documentatie ervan.

Al eerder, in 1982, was het Besluit handel in gesteriliseerde medische hulpmiddelen' uitgevaardigd. Dit Besluit vereist een aanspreekbaar rechtspersoon, het aanwijzen van de voor het product verantwoordelijke deskundige en de registratie van het in de handel te brengen steriele hulpmiddel.

Een soortgelijk Besluit is uitgevaardigd voor bedrijven die steriliseren voor en in opdracht van anderen: het Besluit sterilisatiebedrijven.

Deze besluiten bieden een overzicht van de voorwaarden waaraan moet worden voldaan om betrouwbare steriele hulpmiddelen te verkrijgen.

Omdat veel van de aandachtspunten in deze besluiten om nadere toelichting of enige mate van standaardisatie of normen vragen, is onder auspiciën van het Rijks Controle Laboratorium (RCL) van het Rijksinstituut voor Volksgezondheid en Milieuhygiëne (RIVM) de Kadergroep Richtlijnen Steriliseren en Steriliteit gevormd. Aan deze Kadergroep nemen deskundigen deel uit industrie, handel, ziekenhuizen en overheid. De Kadergroep stelt de *Richtlijnen Steriliseren en Steriliteit* op. Deze richtlijnen worden regelmatig bijgesteld. Vanaf 1 januari 1993 heeft de Normcommissie 301.81 Steriliseren en Steriliteit van het Nederlands Normalisatie-instituut (NEN) de activiteiten van de voormalige kadergroep voortgezet. Het NEN houdt zich bezig met de Europese en nationale regelgeving en normering. Hiermee is naadloze aansluiting verkregen op de Europese standaardisatie op het gebied van medische hulpmiddelen. De Richtlijnen Steriliseren en Steriliteit heten tegenwoordig *Wegwijzer Richtlijnen Steriliseren en Steriliteit* en worden door het NEN te Delft op cd-rom uitgegeven.

10.3 Logistiek en de kwaliteit van steriele medische hulpmiddelen

Onder logistiek verstaan de methodiek die ervoor zorgt dat het juiste middel op het goede moment op de juiste plaats in de juiste hoeveelheid aanwezig is. Een verantwoorde logistiek voor steriele hulpmiddelen is niet alleen financieel-economisch van grote betekenis, maar ook van direct belang voor de kwaliteit van het hulpmiddel. De keuze van het juiste middel is met het steeds ingewikkelder worden van de organisatie van ziekenhuizen zo moeilijk geworden, dat het kiezen van het meest geschikte middel uit het totale aanbod teamwerk is geworden.

In het ziekenhuis adviseert de Materiaal Advies Commissie (MAC) de afdeling Inkoop onder andere over wijzigingen of aanvullingen van het assortiment steriele hulpmiddelen. De leden van de MAC bestaan meestal uit de inkoper, een verpleegkundige, een hygiënist, het hoofd CSA en de Deskundige Steriele Medische Hulpmiddelen(DSMH). Voor het beheer van de steriele hulpmiddelen is de DSMH verantwoordelijk. Deze houdt ook toezicht op het volume, dus dat er niet te veel van een bepaald hulpmiddel wordt ingekocht. Daarnaast draagt hij de verantwoording voor de voorraad bij de gebruiker. Dat houdt in het aantal dat als minimumvoorraad altijd aanwezig moet zijn en het aantal dat als normale werkvoorraad mag worden beschouwd. Is het aantal dat in voorraad wordt gehouden te hoog, dan kan het gebeuren dat nog niet alles is gebruikt voor het verstrijken van de houdbaarheidsdatum. De houdbaarheid is gerelateerd aan de producteigenschappen. Sommige kunststoffen kunnen door veroudering bros worden of verweken dan wel verkleven. Het kan ook voorkomen dat de verpakking verouderd raakt en/of stukgaat, waardoor het product niet meer steriel is.

Een grote of te grote werkvoorraad is een bedreiging voor de opslag. Door grote aantallen verpakte hulpmiddelen in relatief kleine opbergvoorzieningen als kasten, laden of wagentjes onder te brengen, kan het intact blijven van de verpakking gevaar lopen. Soms wordt zelfs een deel van de hulpmiddelen onbruikbaar door beschadiging. De kans is erg groot dat die beschadigde verpakking of schade aan het hulpmiddel niet wordt opgemerkt. *Steriliteit gaat niet verloren door het verstrijken van tijd, maar door een gebeurtenis waarbij de barrière die de verpakking biedt, werd doorbroken en de inhoud werd besmet.*

Het aanvullen van een door verbruik afgenomen voorraad tot de werkvoorraad wordt soms topping-up genoemd. Het mag echter niet gebeuren dat de laatst ontvangen hulpmiddelen boven op of vooraan in de aanwezige voorraad wordt geplaatst. De inrichting van de voorraad moet zo zijn, dat het oudst aanwezige hulpmiddel van een bepaald soort vanzelfsprekend als eerste zal worden gepakt voor gebruik. De voorraad moet worden ingericht volgens het beginsel First In First Out (FIFO). FIFO is niet alleen een vereiste voor het gebruik, maar ook een grote steun voor het controleren van voorraden op verouderde, onbetrouwbaar geworden hulpmiddelen.

10.4   Kiemgetal, initiële contaminatie en kiemreductie

Het aantal levende micro-organismen op een voorwerp noemt men het kiemgetal, het aantal per oppervlakte-eenheid of volume-eenheid de kiemdichtheid. Het kan worden bepaald door het voorwerp in zijn geheel af te wassen in een vloeistof. De zo verkregen suspensie van micro-organismen in vloeistof wordt door een steriel filter gehaald. Het filter wordt op een voedingsbodem gelegd. Het aantal kolonievormende eenheden is een grove indicatie voor het kiemgetal.

Het kiemgetal juist voorafgaand aan sterilisatie wordt de mate van uitgangsbesmetting of graad van initiële contaminatie genoemd. Het Angelsaksische begrip *bio-burden* lijkt hier veel op, maar beperkt zich tot die soorten, die gewoonlijk bij een bepaald productieproces voorkomen. Er wordt dan gerichter, beperkter, maar daardoor veel gevoeliger en efficiënter bepaald.

De mate van kiemreductie wordt weergegeven als een macht van 10. Wordt het aantal kiemen met 90% gereduceerd en is dus nog slechts een tiende van het oorspronkelijke

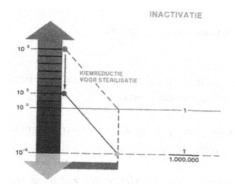

Afbeelding 10.2   Kiemreductie wordt weergegeven als een macht van 10

aantal (fractie = 1/10) aanwezig, dan is er één decimale reductie. Wordt het aantal teruggebracht tot een honderdste van het oorspronkelijke aantal, dan is een reductie van 2 decimalen bereikt. In beginsel kan dus het effect van iedere willekeurige methode om het aantal levensvatbare micro-organismen te verminderen worden uitgedrukt in het aantal bereikte decimale reducties.

De voorwaarde dat 'de kans op een levensvatbaar micro-organisme kleiner of gelijk moet zijn aan één op een miljoen' vereist bij een minimale uitgangsbesmetting van 1 al een reductie van 6 decimalen.

$$\frac{1}{1.000.000} = 10^{-6} = 0,000001$$

Voordat een voorwerp steriel mag worden genoemd, is dus een aanzienlijke mate van reductie aan levensvatbare kiemen nodig. Naarmate de initiële contaminatie groter is, zal een groter aantal decimale reducties nodig zijn om te steriliseren.

Kiemreductie kan op diverse manieren worden bereikt. In het algemeen is de belangrijkste methode van kiemreductie voor hulpmiddelen het grondig reinigen en drogen.

Daarnaast is er een aantal mogelijkheden om kiemen te doden, waarvan wij de werking eerst in principe bespreken om later in de paragraaf over sterilisatieprocessen de toepassing meer in detail toe te lichten.

- *Verhitten*:
  - natte hitte (stoom of heet water);
  - droge hitte.
- *Vergiftigen met gas*:
  - ethyleenoxide (industrieel);
  - formaldehyde.
- *Filtreren*:
  - ultrafiltratie; micro-organismen zijn deeltjes en kunnen door filtratie worden verwijderd uit suspensies, dus uit vloeistoffen.

• *Bestralen*:
  – gammastraling = doorstraling met elektromagnetische golven;
  – bètastraling = elektronenbestraling.

* Deze methoden worden in Nederland vrijwel alleen op industrieel niveau toegepast. Bestralen gebeurt alleen door daarin gespecialiseerde bedrijven.

Kiemreductie kan ook optreden door röntgenbestraling, eveneens elektromagnetische stralen met een zeer doordringend vermogen, maar röntgenbestraling wordt niet toegepast voor sterilisatie.

Bestralen met ultraviolet (uv-)licht is ook kiemreducerend. Het wordt wel toegepast voor desinfectie, maar niet voor steriliseren. Er kleven nogal wat nadelen aan uv-desinfectie. De ultraviolette lichtbron zal regelmatig gecontroleerd moeten worden. De activiteit neemt namelijk af met het aantal branduren. Bovendien kan geen effect verwacht worden in de schaduw of onder stof. De kans op schijnveiligheid is groot. Ultraviolet licht zet een deel van de zuurstof in de lucht om in ozon; dat kan schadelijk zijn voor de luchtwegen, maar ook voor de werkruimten, door bijvoorbeeld aantasting van plastic wandbekleding en verkleuring ervan. Daarnaast beschadigt ultraviolet licht veel kunststoffen, onder andere perspex. Zonder bescherming werken in ultraviolet licht kan niet alleen bruin worden veroorzaken, maar ook verbrandingen en/of netvliesbeschadiging en huidkanker.

10.4.1   Verhitten, decimale reductietijd (D), resistentiewaarde (z)

Door het verhogen van de temperatuur in een micro-organisme wordt bij droog verhitten het celmateriaal geoxideerd en bij nat verhitten het eiwit in de cel gecoaguleerd. Er vindt dan afsterving plaats. Om de tijd die nodig is voor een effectieve blootstelling aan hoge temperaturen per soort micro-organisme te kwalificeren, is het begrip decimale reductietijd (D) ingevoerd. Dit is de tijd bij een bepaalde temperatuur waar een bepaald micro-organisme aan moet worden blootgesteld om het aantal levende micro-organismen met een factor 10 te laten afnemen. Voor iedere soort kan voor elke gewenste temperatuur de tijd, die nodig is voor decimale reductie, de D-tijd, bij die temperatuur, D_t, worden vastgesteld: D_{121} of D_{134} voor respectievelijk 121 en 134 °C. Hoe hoger de temperatuur, des te korter de tijd die nodig is voor een decimale reductie, dus des te kleiner de D-waarde. Een verschil in D-tijd bij een bepaalde temperatuur van verschillende soorten micro-organismen geeft aan welke soorten het gevoeligst zijn (laagste D-waarden) en welke meer bestand zijn tegen die temperatuur (hoogste D-waarden).

Ook is van belang hoe de weerstand van een bepaalde soort verandert door verhoging of verlaging van de temperatuur. De temperatuurstijging die nodig is om de D-waarde voor een bepaalde soort bij een bepaalde temperatuur tot een tiende van de oorspronkelijke duur terug te brengen, heet de z-waarde of resistentiewaarde. Zowel de D- als de z-waarden zijn ontwikkeld voor stoomsterilisatie, maar zijn ook voor hittesterilisatie of gassterilisatie te gebruiken. De decimale reductie duurt bij dezelfde temperatuur veel langer bij droog dan bij nat verhitten.

In zijn algemeenheid geldt dat bij iedere sterilisatiemethode een eigen D-waarde hoort. Uiteindelijk hangt de sterilisatieduur af van de soort micro-organisme, het aantal en de sterilisatiemethode.

Stel de initiële contaminatie (N_0 = oorspronkelijk aantal) op bijvoorbeeld 1.000 (= 10^3 = 10 ∞ 10 ∞ 10) en de D_{121} van deze hypothetische soort op 1,5 minuut. Dan is de tijd vereist voor 3 decimale reducties 3 ∞ 1,5 = 4,5 minuut. Omdat pas van steriel mag worden gesproken als de kans op een nog levensvatbaar organisme kleiner is dan één op een miljoen (10^{-6}) zijn nog eens zesmaal de D-waarden nodig. Om te steriliseren bij 121 °C is voor dit voorwerp dus 3 D_{121} + 6 D_{121} = 9 D_{121} = 13,5 minuut nodig.

Als voor die soort de D_{121} 90 seconden is en de D_{134} maar 9 seconden, dan is de z-waarde voor die soort 134 − 121 = 13 °C.

Als het steriliseren bij 121 °C te lang zou duren, kan dus voor een hogere temperatuur gekozen worden. Voor de industrie die steriele medische hulpmiddelen of steriele farmaceutische producten levert, is het optimale gebruik van de kennis van bio-burden, initiële contaminatie, D- en z-waarden en andere parameters van groot belang voor het ontwerpen van sterilisatieprocessen.

In ziekenhuizen wordt meestal volstaan met twee standaardprocessen voor stoomsterilisatie:

- 121 °C gedurende 15 minuten, of
- 134 °C gedurende 3 minuten.

Daarnaast worden zowel in ziekenhuisapotheken als in de industrie waterige oplossingen in flessen, plastic containers of zakken gesteriliseerd met heet water. Door heet water te gebruiken bij hoge druk, kunnen watertemperaturen van 125 °C bereikt worden. In de sterilisator wordt dit hete water over de lading 'beregend'. Door de grote hoeveelheid heet water wordt de lading zeer snel opgewarmd tot de sterilisatietemperatuur (meestal 121 °C). Door na afloop van de sterilisatiefase het hete proceswater af te koelen, wordt ook de lading snel afgekoeld. De warmtecapaciteit van heet water is veel groter dan die van lucht, maar kleiner dan die van stoom. De warmteoverdracht van stoom is sneller dan die van heet water en die is weer veel sneller dan die van hete lucht.

Als hulpmiddelen met stoom gesteriliseerd kunnen worden, verdient dat de voorkeur. Steriliseren door droog verhitten is alleen mogelijk voor materialen die bestand zijn tegen verhitten op 160 °C of 180 °C. In laboratoria worden gladde voorwerpen van glas, metaal of porselein nog wel met hete lucht gesteriliseerd.

10.4.2 Vergiftigen

Het gebruik van sterilisatie met gas moet beperkt blijven tot die hulpmiddelen waarvoor geen bruikbare alternatieve sterilisatiemethoden voorhanden zijn.

Het gebruik van giftig gas blijft gevaarlijk. Het is giftig voor de medewerkers en als het gas voorafgaand aan de toepassing bij patiënten onverhoopt niet of niet voldoende is verwijderd, kan ernstige weefselschade het gevolg zijn. Ook vanuit de zorg voor ons milieu dient het gebruik van gassterilisatie zoveel als verantwoord te worden teruggedrongen.

Zowel ethyleenoxide als formaldehyde grijpt aan op de celeiwitten en de nucleïnezuren van micro-organismen. Dat dan ook de werking van enzymen wordt verstoord, wordt als een bijkomend secundair effect beschouwd.

Beide gassen werken uitsluitend op micro-organismen die niet te sterk zijn uitgedroogd. Om hiervan zeker te zijn, is het noodzakelijk dat de te steriliseren voorwerpen eerst worden behandeld in een kast met een geschikte relatieve vochtigheid en temperatuur. Deze voorbehandeling heet preconditioneren (is ook wel onderdeel van het sterilisatieproces). Na het steriliseren geldt voor beide gassen dat langdurig ontrekken van geabsorbeerd gas nodig is door beluchten, de zogenaamde aeratie. Met gas behandelde voorwerpen worden belucht door ze in een kast te plaatsen waardoor op een ingestelde constante temperatuur ergens tussen 50 en 60 °C lucht geblazen wordt. Die lucht moet steriel zijn en wordt dus door een High Efficiency Particulate Air (HEPA-)filter ingeblazen. De lucht moet gescheiden van de ventilatie voor werkruimten worden afgevoerd, dus veilig voor medewerkers en patiënten.

10.4.3 Filtratie

Deeltjes en bacteriën kunnen uit een vloeistof verwijderd worden door filtratie. Voor virusdeeltjes is dat echter niet mogelijk. Een vloeistof kan men dus alleen steriliseren door filtratie als de aanwezigheid van virusdeeltjes absoluut uitgesloten is. Dat kan bijvoorbeeld door het oplosmiddel met hitte te steriliseren alvorens er stoffen in op te lossen die virusvrij zijn en vervolgens de oplossing te filtreren.

Steriliseren door filtratie biedt dus maar beperkte zekerheid en is niet toegestaan als er andere mogelijkheden zijn om te steriliseren.

Om te voorkomen dat tijdens filtratie de zeer nauwe poriën snel dichtslibben wordt de oplossing meestal eerst ontdaan van grove bestanddelen door bezinken en/of voorfiltreren.

Bij de voorfiltratie wordt vaak een dieptefilter gebruikt. Een dieptefilter is in tegenstelling tot het membraanfilter, waarmee uiteindelijk wordt gefiltreerd, een losmazig netwerk van vezels. Bij de voorfiltratie hechten de verontreinigingen zich aan de vezels door absorptie. Tijdens het voorfiltreren kan een dieptefilter vezels afgeven. Bovendien kan het voorfilter tijdens de filtratie van structuur veranderen en dus andere eigenschappen krijgen. Met het voorfilter alleen kan men dus nooit een steriele oplossing verkrijgen.

Bij ultrafiltreren om bacteriën te verwijderen wordt gebruikgemaakt van een membraanfilter. Membraanfilters zijn door polymerisatie aan elkaar gehechte netwerken van moleculen. Als het netwerk fijnmazig is, zijn de poriën klein. De gemiddelde grootte van de poriën moet binnen bepaalde grenzen liggen.

Afhankelijk van de aard van het oplosmiddel dat gefiltreerd moet worden, kiest men voor hydrofiele of hydrofobe filters. Veelgebruikte polymeren zijn cellulose esters, acetaten, nitraten of mengvormen ervan en polyamiden.

De gekozen materiaalsoort bepaalt de eigenschappen van het filter, als de sterkte, de eventuele chemische effecten van het te filtreren oplosmiddel, de afgifte van ongewenste filterbestanddelen aan de oplossing, het ongewenst onttrekken van bestanddelen aan de oplossing op grond van de adsorptie aan de membraan.

De snelheid waarmee gefiltreerd kan worden, hangt af van het oppervlak van het filter, het drukverschil over het filter, de gemiddelde poriegrootte en de viscositeit van de oplossing.

De viscositeit kan worden beïnvloed door temperatuurverhoging of toevoegingen waardoor de oplossing dunner wordt. De weerstand zal toenemen naarmate meer poriën verstopt raken. De filtratiesnelheid zal dan ook tijdens het filtreren veranderen.

Het vermogen van het filter is de totale hoeveelheid vloeistof die per oppervlakte-eenheid kan worden gefiltreerd. Als het drukverschil over het filter te groot wordt, kunnen deeltjes er door vervorming doorheen worden geperst. Drukverschillen groter dan 100 kPa kunnen dan ook problemen opleveren.

Een drukverschil kan worden bereikt door overdruk, persen, of door onderdruk, dus zuigen. Als de vloeistof door een filter wordt gezogen, kan ook onbedoeld niet-steriele lucht worden aangezogen en dat bedreigt dus de steriliteit van het filtraat. Ook moet de container waarin het filtraat werd afgezogen dan toch later worden belucht, wat bijzondere voorzorgen vereist. Ten slotte is een vacuümfiltratieopstelling moeilijk te testen op lekkage. Wel zijn vacuümopstellingen meestal goedkoper en laten zij toe dat de hoeveelheid te filtreren vloeistof wordt bijgevuld.

De juiste werking van een filtratieopstelling wordt tijdens het proces beoordeeld op het verloop van druk en doorstroming, maar voorafgaande aan de filtratie wordt gecontroleerd of de onderdelen intact zijn en correct zijn geassembleerd. De correcte assemblage wordt getest met een bubble-pointtest of een diffusietest.

De bubble-pointtest berust op adhesie tussen vloeistof en filter. Het filter wordt bevochtigd met te filtreren vloeistof. Vervolgens wordt bepaald bij welk drukverschil aan de steriele zijde luchtbellen verschijnen. Ligt het bubble-point bij een te lage druk dan is het filter defect.

Diffusietests berusten op het oplossen van luchtmoleculen in de vloeistof van een vochtig filter. Als er een luchtdrukverschil bestaat aan beide zijden van het filter zal diffusie, oplossen in de vloeistof van luchtmoleculen en uit de vloeistof ontsnappen aan de zijde met de laagste druk, dit drukverschil langzaam ongedaan maken.

Gemeten wordt ofwel de drukverandering (pressure holdtest) ofwel het diffunderend volume per tijdseenheid (forward flowtest).

10.4.4 Bestralen

Gammastralen

Gammastralen zijn hoogfrequente elektromagnetische stralen. Deze straling heeft een zeer diep doordringend vermogen. De energieoverdracht kan worden beschreven als de overdracht van energiepakketjes (fotonen). De overgedragen energie zet sommige moleculen in de doorstraalde stof om in ionen. Het wordt dan ook wel ioniserende straling genoemd.

Een bron van gammastralen is altijd een radioactief (stralen uitzendend) isotoop. Meestal wordt kobalt 60 (Co_{60}) toegepast, soms cesium 137 (Cs_{137}). De periode waarin de sterkte van de straling tot de helft vervalt, is de halfwaardetijd. De halfwaardetijd voor Co_{60} is 5,27 jaar en voor Cs_{137} zelfs dertig jaar. Als maat voor de radioactiviteit is de curie (Ci) vervangen door een veel kleinere eenheid: de becquerel (Bq).

1 Bq = 2,703 ∞ 10^{-11}Ci.

1 Ci = 37 Giga Bq = 37 GBq.

Giga is 10^9.

Geabsorbeerde straling wordt uitgedrukt in gray (Gy).

1 Gy = 100 rad = 1 J per kilogram.

2,5 Mrad = 25 kGy.

Het energieniveau van Co_{60} ligt met 1,17-1,33 mega-elektron volt (MeV) veel hoger dan voor cesium 137 met 0,66 MeV. Een cesiumbron moet voor het afstaan van evenveel energie dus veel groter zijn. Als de straling van de bron niet gebruikt wordt, wordt hij onder water bewaard, waardoor alle straling wordt afgeschermd en afgevangen.

Bètastralen

Elektronenbundels, dus bètastralen, kunnen worden opgewekt en versneld met een op elektriciteit werkende elektronenversneller. Elektronenstraling heeft een lager energieniveau dan gammastralen. Omdat elektronen deeltjes zijn, dringt de straling niet erg diep door. De mate van doordringen (penetratie) is mede afhankelijk van de dichtheid van het bestraalde materiaal. Een bron van bètastralen kan worden uitgeschakeld door de elektrische spanning uit te schakelen.

Stralingsenergie beschadigt DNA en RNA doordat er breuken in ontstaan. Daarnaast veroorzaakt stralingsenergie in het waterige milieu van cellen chemische reacties. Hierbij ontstaan H_2O_2 en giftige chemisch actieve groepen als -OH, -H, die radicalen worden genoemd. Radicalen en H_2O_2 reageren met celbestanddelen en veroorzaken dodelijke (letale) schade voor het micro-organisme. De D-waarden voor stralingsenergie zijn afhankelijk van de temperatuur en de soort micro-organismen. De gebruikelijke processen verlopen bij kamertemperatuur. Bij een Co_{60}-bron loopt de temperatuur bij een dosis van 25 kGy in water niet hoger op dan 6 °C. De D-waarden voor vegetatieve en sporenvormen van bacteriën liggen tussen 1,5-2,5 kGy; virussen zijn resistenter. *De voor gammadoorstraling of bètabestraling gebruikte energie is zo gering dat de bestraalde stoffen nooit zelf radioactief worden.*

10.5 De centralisatie van het steriliseren in ziekenhuizen in een centrale sterilisatieafdeling

Tussen 1960 en 1970 werd duidelijk dat bijvoorbeeld het gebruik van uitgekookte naalden, glazen injectiespuiten en andere hulpmiddelen niet verantwoord is. Instrumentarium werd in die tijd vrijwel uitsluitend voor operaties gesteriliseerd en dan meestal verpakt in textiel en soms zelfs onverpakt bewaard. Er werd vaak op het ok-complex gesteriliseerd. Toen het gebruik van steriele hulpmiddelen buiten het ok-complex toenam, bleek dat het steriliseren zowel wat betreft werkruimten als de organisatie niet langer daar en niet meer door ok-medewerkers kon worden verzorgd.

Voorafgaande aan sterilisatie is grondig reinigen en drogen vereist, omdat micro-organismen die zijn ingesloten door vuilresten onvoldoende door hitte of gas worden bereikt. Bovendien kan vuil tijdens het steriliseren inwerken op de hulpmiddelen en die aantasten en beschadigen. *Steriliseren houdt dus steeds in betrouwbaar reinigen en desinfecteren, juist verpakken en verantwoord steriliseren.*

Het reinigen bij de gebruiker wordt om het personeel efficiënt in te zetten vaak opgedragen aan stagiairs, leerlingen of de minst geschoolde medewerkers. Ook hierdoor is de kwaliteit van het reinigen vaak onvoldoende. Een ander groot nadeel van decentraal reinigen is dat het meestal met de hand gebeurt. Bij manueel reinigen is de kans groot dat de medewerker zichzelf en de omgeving besmet. Als het reinigen wordt gedaan in de buurt van schone, opgeslagen hulpmiddelen, raken die ook weer besmet, al is dat vaak niet zichtbaar. Ook als de medewerkers in die situatie na het reinigen handen en onderarmen goed desinfecteren, kunnen zij meestal toch geen schone dienstkleding aantrekken. De kans op kruisbesmetting als gevolg van decentraal reinigen is dan niet uitgesloten. Meestal neemt de medewerker na het reinigen weer deel aan de patiëntenzorg.

Het decentraal gebruik van wasmachines met thermische desinfectie kan het besmettingsrisico verminderen, maar meestal wordt dat economisch niet verantwoord gevonden. Zelfs als het wel gebeurt, is een juist gebruik en goed functioneren uiterst moeilijk te realiseren door de grote verscheidenheid aan betrokken medewerkers. Decentraal reinigen vergt op veel plaatsen ruimten. Het reinigen in een dergelijk ruimte kan een bron van besmetting, kruisbesmetting en dus ziekenhuisinfectie worden.

Aangezien er steeds complexer instrumentarium gebruikt wordt, is specifieke deskundigheid nodig voor het correct reinigen en steriliseren. Daarom worden deze activiteiten op één centrale plek in het ziekenhuis uitgevoerd, de CSA. Nadeel is dat de gebruikte hulpmiddelen verzameld moeten worden om ze op een later tijdstip op de CSA te gaan reinigen. Om te voorkomen dat vuil aankoekt en indroogt in de tijd die verstrijkt tussen gebruik en reinigen, wordt dikwijls een inweekvloeistof in de verzamelbakken gedaan. Aan die vloeistof wordt dan een reinigings- en desinfectiemiddel toegevoegd. In bewaarbakken met gebruikte hulpmiddelen en dus vervuilde vloeistof met desinfectiemiddelen kunnen micro-organismen ondanks het desinfectiemiddel tot grote kiemdichtheden uitgroeien. Deze bakken worden dan ook nogal eens secundaire bronnen van besmetting.

Centraal reinigen heeft het voordeel dat een klein aantal medewerkers, die geen contact met patiënten hebben, goed gemotiveerd en geïnstrueerd het werk kan doen. De vereiste bouwkundige voorzieningen, apparaten en middelen kunnen optimaal worden afgestemd op het werk en efficiënt worden benut.

Ook voor de inspectie op schoon zijn en goed werken van gereinigde hulpmiddelen is concentratie van nut. Het per stuk verpakken of samenstellen van sets en dan verpakken is ook beter te instrueren, te begeleiden, te beoordelen, kortom te beheersen als het door een beperkte groep medewerkers wordt gedaan.

Alleen al de ruimtelijke voorzieningen, de klimaatbeheersing, de energietoevoer en de vereiste dure sterilisatoren vormen argumenten voor het centraliseren van de sterilisatieprocessen. De CSA heeft de volgende taken en daarbij behorende ruimten:

- personeelsvoorzieningen, waaronder omkleedruimten, maar evenzeer ruimten voor instructie, administratie en beheer van de afdeling en de productie;
- ontvangst gebruikte vuile hulpmiddelen;
- reiniging en desinfectie;
- inspectie, verzamelen in sets, verpakken van schone hulpmiddelen;
- (textiel, inspectie en verpakking);
- sterilisatieruimte;
- ontladen van sterilisatoren;
- opslag steriele goederen en distributie;
- advisering van de gebruikers;
- onderricht aan ok-assistenten enzovoort.

Organisatorisch en bouwkundig wordt het werken met vuile hulpmiddelen strikt gescheiden van het werken met schone hulpmiddelen om directe of indirecte kruisbesmetting te voorkomen. De scheiding tussen werken met schone hulpmiddelen en/of verpakte steriele hulpmiddelen is minder strikt of geheel afwezig. Bouwkundig is de opslag van steriele hulpmiddelen wel strikt gescheiden van de ruimte van schone en/of verpakte (nog niet gesteriliseerde) hulpmiddelen, om te voorkomen dat steriele en nog niet steriele hulpmiddelen verwisseld worden.

10.6 Sterilisatieverpakkingen

Het moeten voldoen aan het vereiste van een kans van kleiner of maximaal gelijk aan één op een miljoen dat nog een levensvatbaar micro-organisme aanwezig is, voordat een hulpmiddel als steriel mag worden beschouwd, maakt *onverpakt steriliseren zinloos*.

Sterilisatieverpakkingen worden onderscheiden in bestemd voor eenmalig gebruik of voor hergebruik. Zowel verpakkingen voor eenmalig als die voor hergebruik dienen om de kwaliteit van het product te beschermen en te behouden. Daarnaast kan de verpakking de hanteerbaarheid bevorderen, bijvoorbeeld door hulpmiddelen stapelbaar te maken. De verpakking kan het product soms beter herkenbaar, identificeerbaar maken, bijvoorbeeld als er verschillende maten van dat product in omloop zijn of als er hulpmiddelen zijn met dezelfde vorm en functie, maar gemaakt van ander materiaal.

De verpakking is uitsluitend geschikt en toegestaan voor steriele hulpmiddelen als de verpakking goede bescherming biedt tegen het binnendringen van micro-organismen, bestand is tegen de gebruikte sterilisatiemethode, geen belemmering vormt voor de kiemreductie door die sterilisatie en tijdens of na de sterilisatie geen schade toebrengt aan het product. Die schade kan zijn fysisch-chemisch aan het product dan wel toxische of allergische schade bij de patiënt.

10.6.1 Verpakking voor eenmalig gebruik

Een verpakking kan uit een of meer lagen bestaan (uienprincipe). De laag direct om het hulpmiddel heen noemt men de direct omsluitende verpakking. Als uitsluitend in papier wordt verpakt, wordt meestal in twee lagen verpakt om de vereiste zekerheid te kunnen bieden. Soms is het nodig in meer dan twee lagen verpakt te steriliseren, bijvoorbeeld om het steriele hulpmiddel aseptisch uit de verpakking op een steriel veld te kunnen leggen. Maar steeds moet lucht voldoende uit de verpakking verwijderd kunnen worden om met het steriliserende medium, dus de stoom of het gas, het te steriliseren hulpmiddel voldoende te kunnen bereiken.

Vroeger werd textiel wel als verpakkingsmiddel beschouwd, maar het is er niet voor geschikt, omdat micro-organismen er gemakkelijk doorheen kunnen dringen.

Papier is door zijn verschillende lagen vezels een soort dieptefilter en vormt zolang het droog is wel een goede barrière. Als het nat is of wordt, kunnen micro-organismen door het vocht naar binnen dringen. Bovendien is vochtig papier ook een geschikte voedingsbodem.

Enkelvoudige hulpmiddelen en hulpmiddelen voor eenmalig gebruik, disposables, worden verpakt in een combinatie van papier en doorzichtige kunststof, de laminaatverpakking. Door de laminaatzijde van de verpakking is het hulpmiddel zichtbaar. Laminaat wordt gebruikt, omdat deze kunststof is opgebouwd uit lagen (lamina's). Voor diverse sterilisatiemethoden zijn bijbehorende geschikte laminaatverpakkingen in de handel. De sterilisatiemethode mag de mechanische eigenschappen, dus de typische eigenschappen van het materiaal, niet veranderen; dat geldt voor het hulpmiddel zelf maar ook voor de verpakking. De fysische eigenschappen en de structuur kunnen ook veranderen als de chemische eigenschappen door de sterilisatie veranderen. Bekend is bijvoorbeeld dat polypropyleen direct na gammasterilisatie nog normaal is, maar daarna snel bros wordt. De gammasterilisatie veroorzaakt na verloop van tijd veroudering, na veroudering van polipropyleen.

10.6.2 Verpakking voor hergebruik in containers of cassettes

Verpakkingen voor hergebruik zijn containers of cassettes. Een cassette of container met steriele hulpmiddelen mag maar eenmaal worden geopend om er hulpmiddelen uit te halen. Daarna zijn eventueel resterende hulpmiddelen niet meer steriel. Bij het openen moet dan ook een verzegeling worden verbroken. Een cassette of container die geopend is, moet als 'al open geweest' herkenbaar blijven, anders is het gebruik van dat type niet verantwoord en dus niet toegestaan.

Cassettes of containers mogen het verwijderen van lucht niet belemmeren en de steriliserende stoom of het gas moet de hulpmiddelen voldoende bereiken tijdens het proces. Maar aan het eind van de sterilisatiefase moet de container wel een goede barrière vormen voor micro-organismen. Aan deze eisen kan worden voldaan door het gebruik van filters die lucht en stoom doorlaten. Hetzelfde kan theoretisch worden bereikt door het gebruik van ventielen. Aan de ventielen worden echter zeer hoge eisen gesteld. Als het ventiel op grond van de temperatuur werkt, moet het dicht zijn bij temperaturen lager dan 110 °C. Als een ventiel werkt op een drukverschil, mag het pas opengaan bij een drukverschil van 5 kPa of groter, maar moet het gesloten zijn en blijven bij kleinere drukverschillen.

Zowel voor de containers en cassettes als voor het eenmalig verpakken in papier, laminaat of kunststof zijn richtlijnen opgesteld, die niet alleen voor het materiaal, de constructie en de verpakkingswijzen, maar ook voor het steriliseren en het bewaren daarna zeer veel nuttige aandachtspunten en tips bevatten (zie Wegwijzer Richtlijnen steriliseren en steriliteit).

Welke verpakking ook wordt gebruikt, er moet altijd op staan:

- wat de inhoud is (behalve bij laminaatzakken);
- de gebruikte sterilisatiemethode;
- het chargenummer;
- de vervaldatum.

10.7 Sterilisatie-indicatoren

Een indicator is een systeem dat een bepaalde omstandigheid aangeeft. Als we ons niet realiseren waarvoor een indicator ontworpen en bedoeld is, kan de aanwijzing volkomen verkeerd begrepen en uitgelegd worden. We onderscheiden op grond van het omslagmechanisme twee categorieën:

- fysisch-chemische indicatoren;
- bio-indicatoren.

Bij de fysisch-chemische indicator veroorzaakt de dosis energie die toegediend wordt om de vereiste mate van kiemreductie te bereiken, een chemische reactie. De chemische reactie wordt zichtbaar als een verandering van kleur. Het dilemma is dat de chemische indicator gevoelig genoeg moet zijn, dus niet pas bij een te hoge dosis mag omslaan, maar aan de andere kant ook niet zo gevoelig mag zijn dat de omslag al optreedt bij een te lage dosis. Bij een chemische indicator is het zaak je steeds af te vragen:

- voor welk proces, voor welke energievorm hij is bedoeld;
- welke dosisgrenzen de producent specificeert.

Bij een bio-indicator wordt een bekende dichtheid aan levensvatbare bacteriesporen op een drager blootgesteld aan de sterilisatiedosis. Daarna mag geen groei meer optreden. Ook hier geldt dat voor een bepaalde vorm van kiemreducerende energie de sporen van de ene soort gevoeliger zijn dan de sporen van de andere soort. Voor stoomsterilisatie wordt *Bacillus stearothermophilus* gekozen. Voor ethyleenoxidesterilisatie *Bacillus subtilis var. niger* (*Bacillus globigii*). De sporen moeten afkomstig zijn uit een reincultuur, onderling niet te zeer verschillen in eigenschappen en ook in dezelfde mate vocht bevatten. Door uitdrogen kunnen sporen namelijk bijzonder resistent worden. Verder moet de dichtheid aan levensvatbare kiemen binnen een boven- en ondergrens worden gegarandeerd.

Een bio-indicator waarbij geen groei is opgetreden is op zichzelf nooit een bewijs voor steriliteit van de totale lading waarvan de indicator onderdeel was. Een enkele indicator waarin groei opgetreden was na het doorlopen van het proces is echter altijd een bewijs dat steriliteit niet werd bereikt.

Bio-indicatoren zijn *negatieve indicatoren*. Met een bio-indicator op zich kun je nooit bewijzen dat het proces goed was, alleen dat het niet goed was.

Indicatoren kunnen op geheel verschillende wijzen worden gebruikt. Het meest voorkomende gebruik is als passage-indicator. Een passage-indicator beoogt aan de verpakking van een medisch hulpmiddel duidelijk zichtbaar te maken dat het verpakte hulpmiddel een bepaald proces heeft doorlopen. Voorbeelden zijn zebragestreept autoclaaftape en gekleurde stippen op met gas of gammadoorstraling gesteriliseerde hulpmiddelen.

Een omgeslagen passage-indicator is dus geen bewijs voor steriliteit. Voor de steriliteit staat de producent borg, in het ziekenhuis de deskundige.

10.8   Sterilisatieprocessen

10.8.1   Stoomsterilisatie

Stoom is zuiver water in gasvorm. Voor sterilisatie beperkt men de definitie tot boven 100 °C, hoewel dat natuurlijk strikt genomen onjuist is. Stoom heeft een zeer grote warmtecapaciteit. Om 1 kg water te verhitten tot water van 100 °C en een druk van 101,325 kPa is 100 maal 4,2 kilojoule (kJ) nodig plus de energie om het dan nog van vloeistof om te zetten in gas. Om 1 kg water van 100 °C om te zetten in stoom van die temperatuur is 2268 kJ nodig. Als de stoom weer condenseert, komt al die warmte weer vrij. Een liter water kan worden verhit tot 1600 l stoom van 100 °C. Bij condensatie treedt het omgekeerde op, dus een enorme volumevermindering. Hierdoor ontstaat in de stoomsterilisator een sterke drukdaling, waardoor nieuwe stoom en daarmee energie wordt aangevoerd.

Verzadigde stoom en temperatuur en druk

Verzadigde stoom kan bij die temperatuur geen water meer opnemen, maar staat bij dezelfde temperatuur en druk ook geen water af. Verzadigde stoom van een bepaalde temperatuur heeft steeds een vaste, bij die temperatuur behorende druk (tabel 10.1). Als de temperatuur hoger is dan behoort bij die bepaalde druk van de stoom, dan is de stoom oververhit. Met oververhitte stoom kan men wel verwarmen, maar er treedt geen condensatie op bij de temperatuur van de stoom. Het steriliserende effect is vergelijkbaar met droog verwarmen. Er komt immers geen condensatiewarmte vrij. De benodigde sterilisatietijd voor droog verhitten is veel langer dan bij nat verhitten (20-

Tabel 10.1 Druk en temperatuur van verzadigde waterdamp

°C	kPA	°C	kPA	°C	kPA
15	1,70	50	12,33	120	198,77
20	2,34	55	15,74	121	205,15
25	3,17	60	19,91	134	304,39

40 keer langer). Als de temperatuur lager is dan die bij de druk van verzadigde stoom behoort, is er geen sprake van verzadigde stoom, maar van een mengsel van een gas, meestal lucht en stoom. De druk wordt maar voor een deel veroorzaakt door de stoom en bij deze partiële stoomdruk, dus lagere druk, hoort een lagere temperatuur. En weer is de kans groot dat steriliteit niet wordt gehaald.

De druk in de stoomleidingen naar de sterilisator is meestal veel hoger dan de werkdruk van de sterilisator. Die druk moet dus worden verlaagd tot de werkdruk. Kan de stoom bij deze drukverlaging niet of onvoldoende afkoelen, dan raakt de stoom oververhit.

Voor de berekening van de stoomdruk die behoort bij een bepaalde temperatuur zij verwezen naar *Wegwijzer* van het NEN. Dit geldt eveneens voor de berekening van de bij een bepaalde druk van verzadigde stoom behorende temperatuur.

Koelt echter de stoom tijdens de aanvoer in de leiding of vlak bij de sterilisator af, dan condenseert een deel van de stoom tot water. Als deze waterdruppels niet of onvoldoende worden afgevangen en verwijderd door condenspotten, komt natte stoom in de sterilisator. Het water verhindert het diep doordringen (penetreren) van de stoom en belemmert dus de warmteoverdracht door condensatie. *Stoom voor sterilisatie moet dus verzadigd maar ook droog zijn.*

Verhitten met stoom

Stoom mengt vrijwel niet met lucht. Omdat de stoom ook de moeilijkst bereikbare plekken van alle hulpmiddelen in hun verpakking moet kunnen bereiken, moeten lucht of andere gassen eerst afdoende verwijderd worden. De stoompenetratie mag niet belemmerd worden door de aanwezigheid van lucht of andere gassen dan stoom. Lucht is zwaarder dan stoom. Omdat lucht bijzonder slecht warmte overdraagt, zal op plaatsen waar lucht achterblijft de temperatuur lager zijn dan die van de stoom. Textiel of andere poreuze ladingen moeten dan ook zo in de sterilisator worden gezet, dat de zwaartekracht het verwijderen van de lucht bevordert. Omdat nog aanwezige lucht uitzakt en een lagere temperatuur veroorzaakt, wordt bij sterilisatoren van medische hulpmiddelen de temperatuuropnemer geplaatst in de condensafvoer.

Stoom, lading en beladen

De hoeveelheid stoom die nodig is om overwegend door condensatie de lading tot de sterilisatietemperatuur te verhitten, hangt nauw samen met de lading. Niet alleen het volume, maar ook het gewicht, de soortelijke warmte en de bouw van een hulpmiddel bepalen hoeveel energie er nodig is om het op de vereiste temperatuur te brengen.

In een homogene belading, die bijvoorbeeld bestaat uit uitsluitend instrumenten of uitsluitend textiel, zullen de temperaturen die bereikt worden in de onderscheiden verpakkingen, dichter bij elkaar liggen dan bij een heterogene belading. Gemengd laden mag dan ook alleen als door validatie is aangetoond dat het proces voor alle ladingseenheden effectief is. Textiel mag voor het steriliseren niet te sterk zijn uitgedroogd. Als het niet bij extreme temperaturen is gedroogd, gemangeld of opgeslagen, zal het voldoende vocht bevatten. Als dit niet het geval is, komt tijdens het steriliseren door het opnemen van water warmte vrij. Hierdoor raakt de stoom in het pakket oververhit en de condensatie, vereist voor warmteoverdracht en penetratie van de stoom, schiet tekort.

Zowel de massa (een instrumentenset mag nooit meer dan 8,5 kg wegen) als de eigenschappen van het materiaal leggen beperkingen op aan de verhitting en de penetratie van de warmte. Textielpakketten mogen dan ook nooit meer dan 6 kg wegen. Bij het beladen van de sterilisator moet rekening worden gehouden met de eigenschappen van de verschillende pakketten. Zo mogen textielpakketten nooit onder instrumentensets geplaatst worden. Bij het verhitten van de instrumenten komt veel condenswater vrij. Als dat in de textielpakketten dringt, wordt de stoompenetratie belemmerd en zal ook het drogen na de sterilisatie niet lukken. Kortom, bij het beladen moet met tal van factoren rekening worden gehouden. Het opstellen van beladingsvoorschriften vereist dan ook inzicht en ervaring.

Stoomsterilisatie bij 134 °C

Bij de bespreking van stoomsterilisatie beperken wij ons nu verder tot een proces dat steriliseert bij 134 °C en gedurende ten minste drie minuten. Alleen het proces in een ketel met een dubbele wand wordt besproken. De sterilisatieketel (kamer) is dus geheel of grotendeels opgenomen in een grotere ketel. De mantel tussen beide ketels wordt verhit met stoom tot juist boven de sterilisatietemperatuur. Niet erg veel hoger, want dan zou door stralingswarmte van de mantel tijdens de sterilisatie de stoom in de kamer direct of indirect via de lading oververhit kunnen raken. Als de kamer is beladen, wordt de sterilisator gesloten.

Het proces wordt gestuurd door een microprocessor of (meestal) een computer, verbonden met temperatuurvoelers in de mantel en de condensafvoer en drukopnemers. Het bestaat uit de volgende stappen of fasen:

- voorvacumeren om lucht te verwijderen, al dan niet ondersteund met stoomstoten;
- opwarmen met stoom;
- de eigenlijke sterilisatie in engere zin, ook wel holding time genoemd. De gehele lading wordt nu op de sterilisatietemperatuur gehouden in droge verzadigde stoom, dus bij een stoomdruk in de kamer die bij de temperatuur hoort en wel zo lang als nodig is voor het bereiken van sterilisatie bij die temperatuur:
  - voor 121 °C gedurende 15 minuten bij 205,15 kPa, dat is 1 atmosfeer overdruk,
  - voor 134 °C gedurende 3 minuten bij 304,39 kPa, dat is 2 atmosfeer overdruk;
- afkoelen en navacumeren om te drogen;
- ontladen.

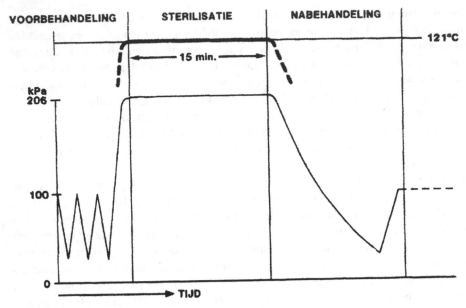

Afbeelding 10.3 Stoomsterilisatieproces bij 121 °C

Vacuüm lektest

Om er zeker van te zijn dat lucht voldoende kan worden verwijderd, moet dagelijks worden beoordeeld of de gesloten ketel niet lekt en een voldoende diep vacuüm kan worden bereikt. Dat wordt gedaan met de vacuüm lektest. Met behulp van de vacuüm lektest wordt nagegaan of de ketel met een vacuüm van 7,0 kPa in 10 minuten niet meer in druk stijgt dan maximaal 1,3 kPa. De uitslag moet worden vastgelegd in een logboek.

Stoompenetratietests

Om na te gaan of de stoom wel overal in de lading in verzadigde toestand aanwezig is tijdens de sterilisatiefase is een tweetal stoompenetratietests ontwikkeld, afhankelijk van de ladingsoort.
Voor textiel bestaat de Bowie en Dicktest, voor instrumentarium met nauwe lumina de helixtest.

Bowie en Dicktest

De stoompenetratietest volgens Bowie en Dick moet dagelijks worden uitgevoerd. De test werd ontwikkeld voor het beoordelen van het verwijderen van lucht uit textiel. De Bowie en Dicktest bestaat uit een testbelading die gesteriliseerd wordt. Deze testbelading bestaat uit een nauwkeurig beschreven ok-linnenpakket met daarin een testvel. Het testvel is over het gehele oppervlak van een patroon voorzien. Het patroon verandert van kleur als de juiste temperatuur bereikt wordt. Het oppervlak van het testvel dient overal egaal verkleurd te zijn. De proef moet dagelijks voor het steriliseren worden uitgevoerd in een warme ketel. Het gekozen programma voor de test moet hetzelfde zijn als dat voor sterilisatie en het testvel moet voor dat proces zijn bestemd.

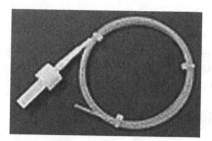

Afbeelding 10.4 Helixtest

Tegenwoordig wordt gebruikgemaakt van een disposable Bowie en Dickpakket dat veel kleiner is en na gebruik weggegooid wordt.

Helixtest

De helixtest wordt gebruikt voor het testen van stoomsterilisatoren waarin onder andere holle instrumenten worden gesteriliseerd. De helixtest wordt uitgevoerd met een gestandaardiseerde testhelix die bestaat uit een lange slang die aan een van de uiteinden is afgesloten met een capsule, waarin een chemische indicator kan worden geplaatst. In de aanwezigheid van stoom verkleurt deze indicator op gespecificeerde wijze. Er zijn ook systemen op de markt waarin de stoompenetratie op elektronische wijze wordt gedetecteerd. De testhelix staat model voor de holle medische instrumenten die in de praktijk in de sterilisator gesteriliseerd worden.

Een succesvolle helixtest geeft aan dat in de testhelix volledige stoompenetratie plaatsvindt. Het falen van de test is het gevolg van de aanwezigheid van lucht in de testhelix, wat veroorzaakt kan worden door slechte luchtverwijdering, inlekken van lucht tijdens een vacuümfase of de aanwezigheid van niet condenseerbare gassen in de stoom.

Een succesvolle helixtest geeft geen garantie dat poreuze ladingen (textielpakketten) effectief gesteriliseerd kunnen worden.

De helixtest kan alleen succesvol uitgevoerd worden op sterilisatoren die zijn voorzien van een voorvacuüm om de lucht te verwijderen.

De afmetingen en warmtecapaciteit van de testhelix zijn dermate gering dat ze geen invloed hebben op het verloop van het sterilisatieproces. De kosten van de helixtest zijn relatief laag. Hierdoor is het mogelijk om de helixtest met ieder sterilisatieproces uit te voeren, in plaats van eenmaal per dag. Dit levert per sterilisatieproces informatie op over de stoompenetratie in holle instrumenten.

10.8.2 Heetwatersterilisatie

Waterige vloeistoffen in containers, plastic zakken of flessen worden in ziekenhuisapotheken en de industrie wel gesteriliseerd met heet water. De lading wordt beregend met heet water. De lucht hoeft niet volledig verwijderd te zijn en kan zo de flessen of zakken beschermen (steunen) tegen vervormen. Door bij hoge druk te werken kan het proceswater boven 100 °C gebruikt worden. Een gelijkmatig beregenen van alle ladingsbestanddelen is vereist. Dat stelt eisen aan het ontwerp van de installatie, maar ook aan het ontwerp en de beoordeling van het proces. Zowel in het proceswater, dus buiten de lading, als in de lading moet op vele plaatsen de temperatuur gevolgd en geregistreerd worden. De druk heeft geen directe relatie met de temperatuur, maar wordt wel gemeten en geregistreerd om het verloop van het proces te beoordelen.

10.8.3 Steriliseren door droog verhitten

Lucht heeft een geringe warmtecapaciteit en draagt warmte slecht over. De overdracht wordt vooral bepaald door stroming (convectie), minder door geleiding en straling. De D-waarden van micro-organismen zijn voor droog verhitten veel groter (langer) dan voor nat verhitten. Er moet dan ook tot hoge temperatuur, 160 °C of 180 °C, en langdurig worden verhit. De warmte dringt maar traag door. De hete lucht moet vrij door de lading kunnen circuleren en wordt door ventilatoren in stroming gehouden. De temperatuurverdeling in de lading moet op veel plaatsen worden gemeten en geregistreerd.

10.8.4 Gassterilisatie

Wetten die voor gassterilisatie van belang zijn:
- Hinderwet;
- Stoomwet;
- Wet milieugevaarlijke stoffen;
- Bestrijdingsmiddelenwet;
- Arbeidsomstandighedenwet (Arbowet).

Sterilisatie met gas mag uitsluitend worden toegepast voor die hulpmiddelen, die niet met stoom kunnen worden gesteriliseerd, vrijwel steeds omdat ze niet tegen hogere temperaturen en/of vocht kunnen. Meestal gaat het om kunststoffen, polymeren, rubber en andere bestanddelen van hulpmiddelen. Gassterilisatie is een moeilijk te beheersen proces. Zowel de betrouwbaarheid van de steriliteit als de veiligheid voor de patiënt stelt hoge eisen aan de validatie van ieder afzonderlijk proces. Uitsluitend als uit alle parameters inclusief de resultaten van de bio-indicatoren blijkt dat het proces goed is verlopen, mag het product als steriel worden beschouwd. Pas na de beoordeling van het verloop van het verwijderen van gasresten na afloop van de sterilisatie mag lading worden vrijgegeven.

Een gassterilisatie bestaat uit de volgende stappen of doorloopt de volgende fasen:
- preconditioneren om de relatieve vochtigheid optimaal te maken voor het doden van de kiemen;
- verwijderen van lucht, de vacuümfase;
- reduceren van het aantal kiemen met gas, de sterilisatie in engere zin;
- verwijderen van het gas uit de kamer (ketel) en lading;
- beluchten van ketel en lading;

- door beluchten (aereren) verwijderen van geadsorbeerde (aan het oppervlak gehechte) of geabsorbeerde (reversibel opgenomen) gasresten.

Preconditioneren moet de lading overal waar micro-organismen zouden kunnen zitten voldoende vochtig maken om de micro-organismen gevoelig te maken. Maar de lading mag tijdens het preconditioneren niet nat worden. Dat mag ook niet gebeuren tussen het preconditioneren en het steriliseren of tijdens het steriliseren zelf. Want op plaatsen waar de lading nat is, dringt tijdens het steriliseren het gas niet voldoende door. Ook wordt in een natte lading bij het steriliseren niet overal de vereiste gasconcentratie bereikt, omdat gas oplost in water. Door dat oplossen in water daalt de concentratie van het gas en de partiële druk van het gas wordt dan te laag. Het preconditioneren is dus niet alleen een zeer essentiële stap, maar ook een fase die bijzonder gevoelig is voor storing. Dit geldt zowel voor het preconditioneren in de sterilisatiekamer (ketel) als voor preconditioneren in een aparte voorziening. Preconditioneren buiten de gassterilisator wordt wel gedaan om de sterilisator vaker te kunnen gebruiken. Voorafgaand aan de gasfase moet lucht worden verwijderd om ervoor te zorgen dat overal een voldoende hoge gasconcentratie wordt bereikt. Lucht wordt verwijderd door het zuigen van vacuüm en het geruime tijd laten bestaan van dit vacuüm of door afwisselend vacuüm te pompen en verzadigde waterdamp met een temperatuur lager dan 100 °C (zogenaamde onderdrukstoom) in te laten. Het gefractioneerd vacumeren werkt beter en is minder afhankelijk van de pomp.

Uit veiligheidsoverwegingen is tijdens de vacuümfase een lektest voorgeschreven door de Arbeidsinspectie. Als de kamer dicht is, niet lekt, kan bij het steriliseren in onderdruk nooit gas ontwijken naar de werkruimte. Dat kan als een sterilisatiekamer lekt ook bij onderdruk wel gebeuren als door een lek aangezogen lucht het gas naar buiten verplaatst. Het steriliseren door middel van gas gebeurt in ziekenhuizen alleen met drukken lager dan die van de buitenlucht, dus in onderdruk. Het kan worden gedaan met zuiver gas en waterdamp dan wel met waterdamp en menggas, dat is een mengsel van het gifgas met andere gassen als koolzuur of freon. Naarmate er meer componenten aanwezig zijn, wordt het beheersen van de juiste concentratie van het gifgas moeilijker. In het algemeen zijn ethyleenoxideconcentraties tussen 300-900 mg/l nodig bij een temperatuur 55 °C. Omdat het gas alleen bij de juiste temperatuur voldoende werkt, moet het gas worden voorverwarmd. Bij het uitzetten in de kamer koelt het anders te sterk af om nog goed te kunnen werken.

De duur van de gas- of sterilisatiefase is kritisch en moet voor elk soort lading opnieuw worden vastgesteld door validatie.

Het verwijderen van het gas na afloop van de sterilisatie mag geen gevaar opleveren voor mens of milieu. Gelet op de zeer geringe hoeveelheid die nog juist maximaal aanvaardbaar (toelaatbaar) wordt geacht (de zogenaamde MAC-waarde (maximaal aanvaardbare concentratie)), betekent dit dat het gas sterk verdund moet worden geloosd. Om het milieu niet te belasten, zullen in de nabije toekomst speciale voorzieningen worden geëist om het gas te vernietigen, bijvoorbeeld door het te verbranden of onschadelijk te maken door uitwassen en neutraliseren. De concentraties van de MAC-waarden worden uitgedrukt in ppm (parts per million), dat wil zeggen het aantal miljoenste fracties van een volume. De MAC-waarde voor ethyleenoxide was tot 1994 in Nederland 50 ppm. Daarna is de norm strenger geworden en MAC-waarde verlaagd tot 0,5 ppm.

Nadat het gas verwijderd is uit de sterilisatiekamer moet lucht worden toegelaten. Deze lucht moet gefiltreerd zijn door een HEPA-filter, dat 99,97% van de deeltjes met een diameter van 0,3 micrometer tegenhoudt. Het verwijderen van gas, gehecht aan of opgenomen in de gesteriliseerde goederen, vergt bijzondere aandacht. Diffusie verloopt alleen als er een concentratieverschil is. Diffusie verloopt sneller als de temperatuur hoger is. Om die redenen moet bij het aereren het vrijkomende gas worden verwijderd en de temperatuur zo hoog mogelijk zijn (circa 50 °C). Het heeft echter geen zin de ventilatie sterker te maken dan nodig is voor het verwijderen van het gas. De maximale temperatuur waarbij geaereerd kan worden, wordt bepaald door de aard van het gesteriliseerde materiaal. De hulpmiddelen mogen er immers geen schade van ondervinden.

De beperkende factor is de diffusiesnelheid. Die wordt niet alleen bepaald door het concentratieverval en de temperatuur, maar ook door de producteigenschappen. Sommige hulpmiddelen zijn door de aard van het materiaal en/of door de vormgeving zeer moeilijk te ontgassen.

10.8.5 Gammasterilisatie

De Kernenergiewet vereist een vergunning voor het inrichten van een doorstralings-installatie en voor het hebben van een bron. Volgens de Wet op de medische hulpmiddelen is tevens een vergunning vereist voor het gebruik van een bron om medische hulpmiddelen weer te steriliseren.

Doorstraling wordt voornamelijk gebruikt voor hulpmiddelen die niet bestand zijn tegen verhitten. Ook wel eens omdat de verpakking niet tegen verhitten kan. Vooral voor massagoederen, die moeilijk te ontgassen zijn, wordt het veel gebruikt.

Naast processen met standaarddosering gericht op absorptie van 25 KGy, worden voornamelijk voor de industrie processen gebruikt met een dosering die is afgestemd op de initiële contaminatie.

De hulpmiddelen doorlopen de volgende stappen.

Het inpakken in een container, het beladen van de transportband, de doorstraling en het uitladen. Voor en na de doorstraling ligt de bron onder water opgeslagen in een waterbassin, waaruit zij volautomatisch en mechanisch omhoog wordt gehaald. De sterkte van de bron is 10^4 à 4 10^6 Ci. De bron vervalt voor Co_{60} ongeveer 1% per maand en moet dus eens in de een à twee jaar worden bijgeladen. Tijdens de doorstraling verplaatst het transportsysteem de containers rechthoekig om de bron. De container wordt dus steeds met een andere zijde naar de bron gekeerd en zo alzijdig gelijkmatig doorstraald.

Om duidelijk te maken dat de producten zijn doorstraald, wordt op de buitenzijde van de verpakking een passage-indicator geplakt. Het proces wordt beoordeeld met dosimeters bij de bron en in de container. De dosimeters zijn gemaakt van polymethylacrylaat (onder andere perspex) en verkleuren door de straling.

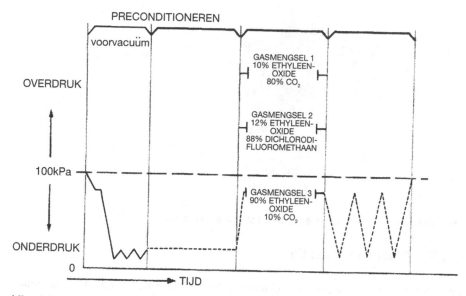

Afbeelding 10.5   Gassterilisatieproces (ethyleenoxide)

Vroeger werden naast de fysisch-chemische dosimeters wel de bio-indicatoren *Bacillus sphaereus* of *Bacillus pumilus* gebruikt. Die methode is echter niet alleen veel bewerkelijker, maar ook minder gevoelig, niet zo reproduceerbaar en dus minder betrouwbaar en op grond daarvan nu verlaten.

10.8.6 Sterilisatie met elektronenstralen

Elektronen hebben door hun massa en lading geen bijzonder groot penetrerend vermogen. De penetratie hangt af van de snelheid van de elektronen en de soortelijke massa van het te steriliseren materiaal. Papier, textiel en kunststof worden ermee gesteriliseerd. Het is onder meer geschikt voor combinaties van textiel en kunststoflagen als afdekmaterialen, omdat stoom of gas dan onvoldoende penetreren.

Het wordt dan als alternatief voor steriliseren met gammastralen gebruikt. De elektronen worden afgegeven door een verhitte kathode. Zij schieten door de anode heen en worden daarna in een elektrisch veld in een vacuümbuis versneld. Zij verlaten de versneller met een energie van bijvoorbeeld 10 MeV. De bundel tast automatisch en mechanisch de lading af.

Door van meer dan één zijde te bestralen wordt toch een voldoende hoge dosis in het hart van de ladingsbestanddelen bereikt.

Een groot voordeel van de methode is dat er geen stralen meer worden uitgezonden zodra de elektrische spanning wordt uitgeschakeld. Er ontstaat geen radioactief afval. Ook is er geen bron van radioactief materiaal en het is dus een veilige methode.

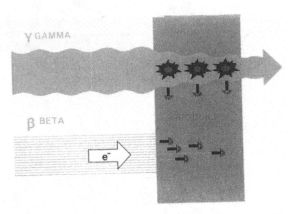

Afbeelding 10.6 Sterilisatie door middel van elektronen

10.8.7 Plasmasterilisatie

Een nieuwe ontwikkeling op het gebied van sterilisatie is de waterstofperoxideplasmasterilisatie. In enkele ziekenhuizen wordt deze methode al toegepast. Hierdoor is het mogelijk om bij een lage temperatuur (45 °C) te steriliseren, zonder dat er gevaarlijke reststoffen achterblijven (alleen water en zuurstof). Bovendien is de procesduur kort (45 minuten) en geeft het geen mechanische beschadigingen. Deze sterilisatiemethode is daardoor uitermate geschikt voor het steriliseren van delicaat en hittegevoelig instrumentarium, apparatuur en endoscopen.

Het principe van plasmasterilisatie is als volgt. In de vacuüm gezogen sterilisatiekamer van de sterilisator wordt bij een temperatuur van 45 °C een ampul met 1,8 ml vloeibare waterstofperoxide ingebracht. Door de in de sterilisatiekamer heersende lage druk verdampt het waterstofperoxide onmiddellijk en vult de gehele ruimte. Vervolgens wordt een elektromagnetisch veld ingeschakeld dat het waterstofperoxidegas ioniseert. Het geïoniseerde gas wordt plasma genoemd. Door de ionisatie verkeert het plasma in een hogere energietoestand, waardoor zich ionen en vrije radicalen gaan vormen. De radicalen kunnen zich binden aan organische moleculen, zoals het DNA en de celmembranen van de micro-organismen, die door dit oxidatieproces onherstelbaar worden beschadigd en vervolgens sterven.

Zodra het elektromagnetisch veld wordt uitgeschakeld, keert het plasma terug naar de gasfase, bestaande uit steriele H_2O- en O_2-moleculen.

Naast genoemde voordelen kent de methode ook enkele nadelen. Doordat cellulose tijdens het sterilisatieproces wordt geoxideerd, is cellulosebevattend materiaal (bijvoorbeeld papier, verband) niet geschikt voor plasmasterilisatie. Doordat het plasma geen penetrerend vermogen bezit (oppervlaktesterilisatie), is de methode eveneens ongeschikt voor het steriliseren van bijvoorbeeld katoen.

10.9   Good Manufacturing Practice (GMP) en validatie

Good Manufacturing Practice is een systematische opzet, uitvoering en begeleiding van een productieproces wat betreft eisen te stellen aan grondstoffen, hulpmiddelen, apparatuur, mankracht, bouwkundige voorzieningen en organisatie. Door van iedere stap in het productieproces tevoren aan te geven binnen welke marges die moet worden uitgevoerd en te toetsen of het gestelde doel ook wordt gehaald, wordt het juiste verloop van het proces permanent bewaakt.

Naast een optimaal ontwerp van het proces is ook een grote betrokkenheid van de medewerkers vereist voor een GMP-bedrijfscultuur.

Een belangrijke methode om de mate van de bereikte GMP te beoordelen is validatie. *Validatie is het systematisch verzamelen en beoordelen van gegevens om voldoende zekerheid te kunnen bieden dat het beoogde resultaat ook steeds wordt bereikt.*

Beoordeeld worden de eigenschappen van het product, het functioneren van de bij de productie gebruikte apparatuur, de organisatie van het proces en het verloop van ieder proces.

Voor sterilisatieprocessen zijn richtlijnen opgesteld die alle aspecten van de validatie helder uiteenzetten. Onderscheiden worden:
- identificatie van de sterilisator;
- specificatie van de meet- en regelapparatuur van de sterilisator;
- specificatie van validatieapparatuur;
- kalibratie van de validatieapparatuur;
- vaststellen van de penetratie in een lading van warmte, gas of kiemdodend effect;
- temperatuurverdeling in de lege sterilisator;
- temperatuurverdeling in de beladen sterilisator;
- controle van de drukmeting en registratie;
- vereiste frequentie van de validatie;
- verslaglegging van de validatie.

Het is gebruikelijk de allereerste keer dat een nieuwe sterilisator dan wel een nieuw product of een ander proces wordt gevalideerd te spreken van *initiële validatie*. Erop volgende validaties worden *hervalidaties* genoemd. Een stoomsterilisatieproces zal worden gevalideerd op grond van de registratie van het verloop van temperatuur en druk tijdens dat proces, de lektest en de Bowie en Dicktest van die dag. In de gehele lading moet de bereikte temperatuur altijd juist boven de beoogde temperatuur van respectievelijk 121 °C en 134 °C liggen. De temperatuur mag echter nooit meer dan 3 °C hoger zijn dan de beoogde temperatuur. Tijdens de sterilisatiefase mogen in de kamer en dus ook in de lading geen temperatuurverschillen optreden die groter zijn dan 2 °C. Een gassterilisatieproces zal eveneens worden gevalideerd op grond van het verloop van temperatuur en druk, die geregistreerd worden tijdens het proces. Daarnaast op grond van de lektest, het verbruik van water en gas, de gebruikte fysisch-chemische indicatoren en de resultaten van de aankweek van bio-indicatoren. De bio-indicatoren worden dan op de moeilijkst bereikbare plaatsen in de lading meegenomen.

Voor de grote aantallen bio-indicatoren, die vereist zijn voor initiële validatie van een gassterilisatieproces, zij verwezen naar de Wegwijzer Richtlijnen steriliseren en steriliteit.

Doorstralen met gammastralen en bestralen met elektronen wordt gevalideerd door het meten van de sterkte van de bron en de geadsorbeerde doses.

Bij validatie van gammadoorstraling worden 108 dosimeters in een container geplaatst en daarnaast wordt de omloopsnelheid geregistreerd. Validatie blijft niet alleen nodig voor het bieden van de vereiste zekerheid, als er geen aanwijzingen zijn dat het proces afwijkend verloopt, maar hervalidatie is ook nodig na ieder onderhoud of reparatie.

10.10 Hersterilisatie of hergebruik van steriele disposables

Een fabrikant produceert een steriele disposable met de uitdrukkelijke bedoeling dat die maar eenmaal gebruikt wordt. Het ontwerp en productieproces zijn dus niet gericht op meer dan eenmaal steriliseren op welke manier dan ook en al helemaal niet op na gebruik nog eens reinigen, desinfecteren en steriliseren.

Hergebruik van een disposable dat nog niet werd gebruikt, maar waarvan de verpakking werd geopend, kan uitsluitend na nog eens steriliseren, dus na hersterilisatie. Hersterilisatie is alleen dan toegestaan als bewezen is dat het hulpmiddel daardoor niet ongeschikt wordt voor gebruik (doordat het zichtbaar of onzichtbaar beschadigd wordt), niet toxisch of allergeen wordt en als de sterilisatie gevalideerd is.

Na gebruik reinigen en desinfecteren van een disposable vereist dat deze stap in het proces te valideren is, ook wat betreft het verwijderen van resten desinfectie- of reinigingsmiddel. Het hulpmiddel moet immers niet alleen weer steriel worden, maar ook functioneel intact en biocompatibel blijven.

In het algemeen kan de producent wel inzicht verschaffen welke problemen bij opnieuw reinigen en steriliseren of uitsluitend hersteriliseren te verwachten zijn. Hij kan echter de processen in een ziekenhuis niet beoordelen en in het algemeen zal een leverancier of fabrikant dus geen verantwoording kunnen en willen nemen voor de hersterilisatie of het hergebruik.

Het valideren in een ziekenhuis van de daar gebruikte processen is te gecompliceerd en te tijdrovend om haalbaar dan wel betaalbaar te zijn. Zowel hersterilisatie als hergebruik is dan ook zonder meer niet toegestaan.

11 Preventieve maatregelen

Y.M. van Ouwerkerk en J.L. Paardekooper

11.1 Inleiding

Medewerkers in de gezondheidszorg dienen zich voortdurend te realiseren dat zij, microbiologisch gezien, een risico kunnen betekenen voor de patiënten die aan hun zorgen zijn toevertrouwd. Anders gezegd, bepaalde micro-organismen van de medewerker kunnen een gevaar opleveren voor de patiënt. De meeste patiënten hebben een verminderde weerstand en zijn daardoor meer ontvankelijk voor een infectie. Om dit risico zo veel mogelijk te beperken, dienen de medewerkers zich aan bepaalde richtlijnen te houden.

Anderzijds kan elke patiënt een mogelijke bron van besmetting zijn voor de medewerker en via deze eventueel voor andere patiënten. Voorzorgsmaatregelen zijn dus altijd noodzakelijk om verspreiding van micro-organismen en mogelijke infecties te voorkomen.

11.2 Preventie van overdracht: medewerkers

11.2.1 Handhygiëne

Op het gebied van infectiepreventie bestaan tal van protocollen, die per instelling kunnen verschillen. Op verschillende plaatsen in dit boek wordt daaraan aandacht besteed. Echter, de basis van alle preventieve maatregelen ligt bij een goede handhygiëne.

Op en in de huid komen veel micro-organismen voor, de zogenaamde huidflora. Bij deze huidflora dient onderscheid gemaakt te worden tussen transiënte (tijdelijke) en residente (blijvende) flora. Vooral op de handen komt, afhankelijk van de werkzaamheden, veel transiënte flora voor, waaronder vaak pathogene micro-organismen. Een aanzienlijk deel van de ziekenhuisinfecties wordt veroorzaakt door overdracht van deze transiënte flora via de handen (door direct en indirect contact) van mens op mens. Om deze overdracht te voorkomen, dient deze flora dan ook verwijderd te worden. De residente flora blijft over op en in de poriën van de huid na verwijdering van de transiënte flora. Deze residente flora bestaat voornamelijk uit apathogene micro-organismen en hoeft alleen in speciale gevallen (invasieve handelingen) onderdrukt te worden.

De handen van het ziekenhuispersoneel zijn het transportmiddel bij uitstek van pathogene micro-organismen. Het dragen van sieraden aan de handen tijdens het werk is niet toegestaan, omdat de huid eronder niet goed gereinigd en gedroogd kan worden; ook kunstnagels zijn verboden. Nagellak is toegestaan, mits intact. Overdracht via de handen kan voorkomen worden door:
- de handen goed te wassen;
- de handen te desinfecteren;
- handschoenen te dragen.

Handen wassen of desinfecteren

Het wassen van de handen is noodzakelijk bij visuele verontreiniging (vuil). Hierbij worden de handen gewassen met gewone vloeibare zeep uit niet-hervulbare reservoirs. Op deze wijze worden 'vuil' en transiënte flora verwijderd.

Handen desinfecteren

Bij veel handelingen is er sprake van potentiële besmetting; er is een kans dat pathogene micro-organismen op de handen zijn terechtgekomen en deze moeten dus verwijderd worden.

Handalcohol heeft een sterke en snel dodende werking op veel micro-organismen. De handen desinfecteren met handalcohol is hierdoor vaak effectiever dan het wassen met water en zeep. Daarbij komt dat het gebruik van handalcohol veel minder tijd neemt dan wassen én dat er geen voorzieningen als wastafel en handdoekjes nodig zijn. Ook blijkt dat door de terugvettende bestanddelen huidklachten veel minder voorkomen.

Door al deze voordelen is binnen 'de handhygiëne' een duidelijke verschuiving ontstaan: als de handen niet visueel vuil zijn, wordt de voorkeur gegeven aan het gebruik van handalcohol.

Bij het gebruik van handalcohol na handenwassen is oplettendheid geboden. Resten zeep kunnen hierbij huidproblemen veroorzaken, en een nog vochtige huid geeft verdunning van het desinfectans.

Tabel 11.1 Wenselijkheid van handenreiniging

vóór patiëntencontact	*na patiëntencontact*
geen handenreiniging: • vóór vluchtige contacten • vóór lichamelijk onderzoek • vóór wassen van de patiënt	*geen handenreiniging:* • na vluchtige contacten
wel handenreiniging: • vóór kleine ingrepen • vóór wondbehandeling of wondverzorging	*wel handenreiniging:* • na ieder lichamelijk onderzoek • na contact met lichaamsvloeistoffen • na verpleegkundige handelingen • na het dragen van handschoenen

Tabel 11.2 Verplichting van handdesinfectie

vóór patiëntencontact	*na patiëntencontact*
vóór contact met patiënten met verminderde weerstand *Patiënten met verminderde weerstand zijn onder anderen:* • intensivecarepatiënten • neonaten op de couveuseafdeling • patiënten in beschermende isolatie • patiënten met granulocytopenie en • patiënten met brandwonden	*ná contact met patiënten met een infectie of in isolatie*

Bron: Hagaziekenhuis Den Haag

Bij patiënten met een normale weerstand kunnen handreiniging en gebruik van handalcohol als gelijkwaardige methoden worden beschouwd.

Handschoenen dragen

Wanneer er sprake is van een duidelijk besmettingsgevaar worden handschoenen gedragen. Afhankelijk van de situatie zijn dit steriele of niet-steriele handschoenen. Steriele handschoenen worden gedragen ter bescherming van de patiënt, bijvoorbeeld bij invasieve ingrepen. Niet-steriele handschoenen worden gebruikt ter bescherming van de medewerker.

Aangezien ook de handschoenen in contact komen met micro-organismen, moeten ze na iedere handeling worden uitgetrokken. Bij het uittrekken van handschoenen worden de handen vaak opnieuw besmet zodat handdesinfectie noodzakelijk is.

11.2.2 Accidenteel bloedcontact en preventie

Bloedoverdraagbare aandoeningen kunnen in het ziekenhuis worden overgebracht door prik-, snij- en bijtaccidenten, en door blootstelling van oog- en mondslijmvlies aan besmet bloed.

Een veelvoorkomend ongeval bij medewerkers in de gezondheidszorg is het zich prikken aan een gebruikte injectienaald. Aangezien er een kans bestaat dat deze naald is gebruikt bij een patiënt met een via bloed overdraagbare ziekte, zoals hepatitis B, hepatitis C, of het humaan immunodeficiëntievirus (hiv) dient men deze prikaccidenten te voorkomen. Sinds de jaren tachtig van de vorige eeuw is de aandacht voor prikaccidenten toegenomen, mede naar aanleiding van de hiv-problematiek. Een gebruikte naald mag *nooit* in het hulsje worden teruggestoken, omdat de kans op verwonding daarbij zeer groot is. Verder is het van belang dat een naald nooit in een afvalzak terechtkomt, om te voorkomen dat een medewerker zich prikt bij het afvaltransport. Al deze risico's kunnen in belangrijke mate worden beperkt door gebruik te maken van een naaldenbeker. Dit is een hardplastic container met in de deksel een voorziening om naald en spuit van elkaar te scheiden. De naald zelf hoeft zodoende niet te worden aangeraakt. Ook ander (klein) scherp afval, zoals capsules en mesjes, kan via de naaldenbeker op verantwoorde wijze worden afgevoerd. (afbeelding 11.2). Het is

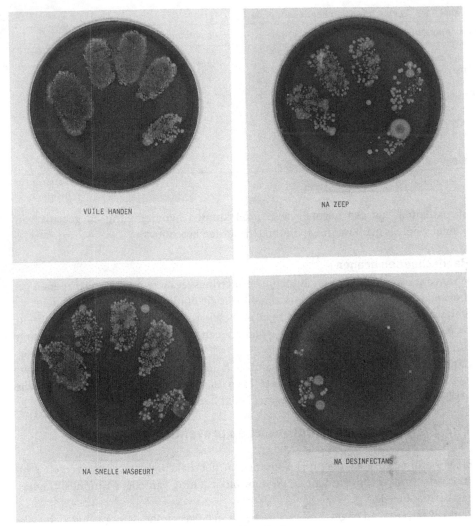

VUILE HANDEN

NA ZEEP

NA SNELLE WASBEURT

NA DESINFECTANS

Afbeelding 11.1   Handafdruk op een voedingsbodem

van belang de naaldenbekers niet te vol te maken aangezien dit het risico op prikaccidenten weer vergroot.

In de Verenigde Staten worden vaak alternatieve methoden gebruikt om prikaccidenten te voorkomen, bijvoorbeeld beschermende hulzen, die na het gebruik om de naald heen klikken. Ook zijn er aansluitingen bedacht die het mogelijk maken zonder naald te werken in een infuussysteem.

In Nederland is men nogal terughoudend over deze oplossingen om diverse redenen: de kans op prikaccidenten en microbiële besmetting lijkt soms hoger te zijn. Bovendien zijn de in Nederland gebruikte systemen verschillend van de Amerikaanse, waardoor de kans op prikaccidenten in Nederland lager ligt. Vaak wordt gebruikgemaakt

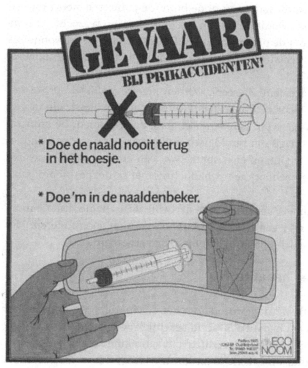

Afbeelding 11.2   Een voorlichtingspamflet over het voorkomen van prikaccidenten

van een gesloten afnamesysteem (vacuümsysteem). Indien dit niet het geval is, moeten handschoenen gedragen worden.

Ook in andere situaties is het risico op verwonding aan met bloed besmet (scherp) materiaal niet denkbeeldig. Bijvoorbeeld bij het demonteren van samengestelde instrumenten.
Bij mogelijk spatten van bloed is het dragen van een bril en neus-mondmasker noodzakelijk.

11.2.3   Maatregelen na accidenteel bloedcontact

In de ziekenhuizen bestaan protocollen waarin staat hoe te handelen indien een medewerker een dergelijk accident is overkomen. Ieder accident moet, na het verzorgen van het wondje, *direct gemeld* worden, met name om na te gaan of er kans bestaat op besmetting met bloedoverdraagbare virussen zodat het eventuele vervolgbeleid bepaald kan worden.
In eerste instantie wordt nagegaan of de verwonde medewerker beschermd is tegen hepatitis B, hetzij doordat deze de ziekte heeft doorgemaakt, hetzij door vaccinatie. Is er geen afdoende bescherming, dan wordt hepatitis B-immunoglobuline (HBIg) toegediend en wordt gestart met actieve vaccinatie tegen hepatitis B.

Voor wat betreft hepatitis C wordt nagegaan of de bron (de patiënt) behoort tot een risicogroep. Is dit het geval, dan wordt de patiënt om toestemming verzocht tot sero-logisch onderzoek. Als blijkt dat de patiënt hepatitis C heeft, wordt de verwonde zes à negen maanden serologisch gecontroleerd. Indien een infectie wordt geconstateerd, wordt een behandeling ingesteld.

Bij hiv zal de ernst van het accident allereerst worden afgewogen. Is er sprake van een diepe wond veroorzaakt door een holle naald met zichtbaar bloed, die in een vene of arterie van de bron is geweest, dan wordt er actie ondernomen. De bron zal om toestemming worden gevraagd om serologisch onderzoek te laten doen. Indien de patiënt hiv-positief blijkt te zijn, en er is sprake van een ernstig accident, wordt de verwonde doorverwezen en behoort een behandeling met postexpositieprofylaxe (PEP) tot de mogelijkheden.

Soms blijkt de medewerker 'drager' te zijn van een dergelijk virus. In die situatie moet worden nagegaan of deze drager een risico zou kunnen vormen voor anderen. Met name bij invasieve ingrepen, zoals operaties kan het risico groot zijn.

11.2.4 Vaccinatie tegen hepatitis B

Een andere vorm van preventie wordt gevormd door het vaccinatieprogramma. In het begin van de jaren tachtig is het hepatitis B-vaccin beschikbaar gekomen. Voor mede-werkers die geregeld met bloed en/of bloedproducten in aanraking komen, is deze vac-cinatie noodzakelijk. Voor zover nu bekend is na vorming van voldoende antistoffen geen revaccinatie meer nodig.

Tegen hepatitis C en hiv is vaccinatie tot op heden niet mogelijk.

11.2.5 Meldingsplicht

In ziekenhuizen bestaat een meldingsplicht voor medewerkers met bepaalde aandoe-ningen. De bedoeling van deze meldingsplicht is dat er tijdig maatregelen genomen kunnen worden om te voorkomen dat deze medewerkers andere medewerkers en/of patiënten besmetten. De meldingsplicht is onder andere van toepassing bij huidaan-doeningen – zoals eczeem, steenpuisten, nagelbedinfecties , contact met besmette-lijke kinderziekten en aanhoudende diarree, bijvoorbeeld na een buitenlandse reis. Ook opname of werken in een buitenlands ziekenhuis is een indicatie tot melding in verband met een mogelijke MRSA-besmetting (zie paragraaf 11.3.6). De wijze waarop de melding geschiedt, verschilt per instelling.

11.3 Preventie van overdracht: patiënten

11.3.1 Patiënten als bron

Een deel van de in ziekenhuizen opgenomen patiënten lijdt aan een actieve infectie. Deze patiënten zijn als duidelijke bron van besmettelijke micro-organismen te beschouwen. Om te voorkomen dat zij anderen (patiënten en/of medewerkers) besmetten, treft men maatregelen.

Anderzijds zijn er ook patiënten die door hun aandoeningen bijzonder gevoelig zijn voor infecties. Deze patiënten zal men dienen te beschermen tegen besmetting met micro-organismen die voor mensen met normale weerstand geen gevaar opleveren. Ook bij deze patiënten worden specifieke maatregelen getroffen.

Verder kan het voorkomen dat deze patiënten met verminderde weerstand infecties hebben die voor anderen besmettingsgevaar opleveren; ook hiervoor moeten speciale maatregelen genomen worden.

Andere patiënten bij wie geen duidelijke (infectie)kenmerken waarneembaar zijn, kunnen echter ook besmettingsgevaar opleveren.

De nadruk die sinds een aantal jaren is gelegd op de preventie van overdracht van bloedoverdraagbare micro-organismen bij alle patiënten, vloeide reeds voort uit dit principe. Tegenwoordig gaat men ervan uit dat het beter is niet alleen voorzorgen ten opzichte van bloed te nemen, maar dat soortgelijke maatregelen ook noodzakelijk zijn bij alle andere lichaamsvochten, excreta en secreta (uitgezonderd zweet), zelfs als er geen zichtbaar bloed aanwezig is.

Samengevat: de maatregelen zijn voortaan dus *altijd* gericht op preventie van overdracht door:

1 bloed;
2 alle lichaamsvochten, excreta en secreta (uitgezonderd zweet);
3 niet-intacte huid;
4 slijmvliezen;
5 voorwerpen die met patiëntenmateriaal zijn besmet.

11.3.2 Handschoenen en handhygiëne bij contact met alle lichaamsvochten en -producten

Het meest recente systeem van maatregelen dat hiervoor in paragraaf 11.3.1 al in het kort werd besproken gaat uit van preventie van overdracht van bloed én alle andere lichaamsvochten, secreta en excreta (behalve zweet) én de niet-intacte huid en slijmvliezen. Maatregelen die hiertoe behoren vallen in feite niet onder 'isolatie' maar zijn onderdeel van de routinemaatregelen in het ziekenhuis, we noemen ze *Algemene voorzorgsmaatregelen*. De belangrijkste overdracht is via contact, dit houdt dus in dat men altijd handschoenen draagt voordat men direct of indirect contact heeft met bovengenoemde lichaamsproducten en lichaamsoppervlakken. Een van de belangrijkste manieren om de besmettingscyclus te doorbreken is een goede handhygiëne (zie paragraaf 11.2.1), met name het handschoenen dragen. Handschoenen dragen komt echter niet in de plaats van handhygiëne maar moet een extra bijdrage leveren.

Samengevat: bij alle te verwachten directe en indirecte contacten met lichaamsvochten/producten worden handschoenen gedragen.

11.3.3 Isolatie

Indien een patiënt een besmettelijke ziekte heeft, kan men door isolatie (afzondering) overdracht van deze ziekte voorkomen. Isolatie wordt reeds lang toegepast: lang geleden bestonden er reeds leprakolonies en pesthuizen voor groepen patiënten met dezelfde ziekten. Naast de isolatie op een eenpersoonskamer komt ook nu nog dit soort groepsisolatie voor (cohortisolatie).

Naarmate er meer bekend werd over de ziekteveroorzakers en de wijze van overdracht kon men meer gerichte maatregelen nemen. Diverse vormen van isolatie zijn in de afgelopen jaren in de ziekenhuizen ingevoerd en weer gewijzigd, afhankelijk van nieuwe inzichten.

Een veelgebruikt systeem in Nederland is gebaseerd op het samenvoegen van diverse infectieziekten met gelijksoortige isolatiemaatregelen (categoriespecifiek isolatiesysteem).

11.3.4 Huidige vormen van isolatie

In de isolatierichtlijn van de Werkgroep Infectie Preventie (WIP) wordt het beleid voor (bron)isolatie beschreven. De hoofdlijnen komen op het volgende neer: de basis wordt gevormd door het beleid van *Algemene voorzorgsmaatregelen* (zie paragrafen 11.3.1 en 11.3.2); waar nodig aangevuld met extra maatregelen.. Dit betekent vaak dat de patiënt in een eenpersoonskamer wordt verpleegd, met of zonder sluis, waarbij de overige maatregelen per isolatievorm verschillen. Een sluis is de ruimte tussen de gang en de patiëntenkamer. Hier kunnen de medewerkers persoonlijke beschermingsmiddelen aantrekken. Ook kan hier door aanpassing van luchtstroom en ventilatie de luchtdruk in de patiëntenkamer geregeld worden, waardoor de sluis een barrière vormt tussen de patiëntenkamer en de rest van het ziekenhuis.

De volgende isolatievormen worden onderscheiden:

1 contactisolatie;
2 druppelisolatie;
3 aerogene isolatie;
4 strikte isolatie;
5 beschermende isolatie;

Contactisolatie

Deze isolatievorm vindt plaats op een eenpersoonskamer zonder sluis. De patiënt heeft een infectie waarbij het betreffende micro-organisme via contact kan worden overgebracht én de *Algemene voorzorgsmaatregelen* als niet voldoende worden beoordeeld.

Voorbeelden hiervan zijn een gedraineerd abces met doorlekkend verband en enteritis bij kinderen.

Druppelisolatie

Druppelisolatie vindt plaats op een eenpersoonskamer zonder sluis. Druppelisolatie is nodig bij infectieziekten die via druppels vanuit de mond-keelholte worden overgebracht en die, door hun grootte en gewicht, niet verder dan anderhalve meter rond de patiënt worden verspreid. Het dragen van een bij deze isolatievorm passend neus-mondmasker is dan ook noodzakelijk. Dit soort isolatie wordt onder andere toegepast bij meningokokkenpneumonie, rodehond en roodvonk.

Aerogene isolatie

Bij deze isolatievorm is een eenpersoonskamer met sluis met luchtvoorziening noodzakelijk. De micro-organismen kunnen door zeer kleine druppels worden overgebracht waardoor verspreiding over grote afstand mogelijk is. Dit doet zich bij voorbeeld voor bij tuberculose (zie ook paragraaf 11.3.5) en mazelen.

Het gebruik van een speciaal 'filter'neus-mondmasker is nodig om overdracht naar anderen te voorkomen.

Strikte isolatie

Strikte isolatie vindt plaats op een eenpersoonskamer met sluis met luchtvoorziening. Strikte isolatie combineert maatregelen die nodig zijn om verspreiding van het micro-organisme via contact én via druppels te voorkomen. Dit wordt bijvoorbeeld toegepast bij waterpokken en MRSA-besmetting. Het type masker dat bij deze isolatie wordt gedragen is afhankelijk van het micro-organisme. Verder zijn beschermende kleding en het dragen van handschoenen noodzakelijk.

Beschermende isolatie

Beschermende isolatie in perifere ziekenhuizen betekent met name: afzondering van een patiënt met een veel te laag aantal leukocyten in een isolatiekamer.

Beschermende isolatie vindt plaats in een eenpersoonskamer met sluis met luchtvoorziening. Medewerkers dragen beschermende kleding en een chirurgisch neus-mondmasker.

Voor transplantaties van beenmerg en dergelijke wordt een intensieve vorm van beschermende isolatie toegepast in gespecialiseerde centra.

Soms is er sprake van een beschermende isolatie én een bronisolatie, omdat de patiënt naast een tekort aan leukocyten ook pathogene micro-organismen verspreidt.

11.3.5 Tuberculose

Als goed voorbeeld van aerogene isolatie wordt hier open longtuberculose vermeld. De overdracht van de tuberculosebacterie vindt plaats via aangehoeste, maar ook via, over verre afstanden zwevende, minuscule druppelkernen. Isolatie in een kamer met sluis en onderdruk om verspreiding tegen te gaan is dan noodzakelijk zolang de patiënt nog niet adequaat behandeld is.

In Amerika maar ook elders met name in Oost-Europa en Rusland komen multiresistente tuberculosestammen voor. De oorzaak ligt vermoedelijk bij een slecht behandelprogramma (slechte therapietrouw, monotherapie, afbouw georganiseerde tuberculosebestrijding enz.).

Hoewel de multiresistente tuberkelbacterie eenzelfde verspreidingsweg kent als de gewone tuberkelbacterie, zijn de consequenties zowel voor de patiënt als voor het ziekenhuis ingrijpend: de perioden van isolatie en behandeling moeten aanzienlijk verlengd worden.

Tot op heden komen de multiresistente stammen in Nederland slechts beperkt voor. De problemen elders hebben er wel toe geleid dat onze bestaande richtlijnen op het gebied van de tuberculose opnieuw kritisch zijn bekeken en waar nodig aangescherpt. Zo is zelfs de wetgeving zodanig aangepast dat een gedwongen opname van een patiënt met multiresistente tuberculose mogelijk is, als deze patiënt weigert mee te werken aan behandeling.

11.3.6 MRSA

Een ander voorbeeld van bacteriën die tot een specifieke aanpak noopt is de MRSA (meticillineresistente *Staphylococcus aureus*): patiënten met MRSA worden in strikte isolatie verpleegd.

In de media verschijnen geregeld berichten over deze 'ziekenhuisbacterie'. Deze stafylokok is ongevoelig voor de meeste antibiotica, waardoor behandeling van infecties steeds moeilijker wordt. Bovendien zijn ook de steeds verdergaande resistentieproblemen een reden tot het volgen van een stringent beleid. Het Nederlandse beleid is gebaseerd op 'search and destroy'. Dit houdt actief onderzoek in: er wordt kweekmateriaal afgenomen en bij het aantreffen van deze bacterie worden direct (isolatie)maatregelen genomen.

De bacterie kan in het ziekenhuis zeer snel verspreid worden. De handen van ziekenhuismedewerkers spelen hierbij een cruciale rol, maar verspreiding kan ook geschieden door aerogene overdracht (druppelkernen, huidschilfers en stof), zodat voor de MRSA dan ook extra isolatiemaatregelen gelden.

Vaak wordt de MRSA in een ziekenhuis geïntroduceerd door een patiënt die eerder opgenomen is geweest in een buitenlands ziekenhuis. In de meeste landen is het percentage MRSA in de ziekenhuizen meer dan 20, in sommige landen is het al meer dan 60.

Elk ziekenhuis voert daarom een stringent beleid ten aanzien van een aantal patiëntengroepen zoals patiënten uit een buitenlands ziekenhuis, patiënten die een buitenlands ziekenhuis zijn gedialyseerd, en patiënten die beroepsmatig in contact komen met varkens en of runderen. Gebleken is dat bij deze patiëntengroepen het risico op MRSA-dragerschap is vergroot.

Ook is (her)introductie van een MRSA-stam mogelijk via een (ex-)positieve patiënt die al eerder opgenomen is geweest. In veel ziekenhuizen zijn daarom in de opnameprocedures maatregelen opgenomen om dit te voorkomen.

Lange tijd is aangenomen dat het MRSA-probleem een ziekenhuis probleem was. De laatste jaren is ook een sterke toename van MRSA waar te nemen bij patiënten die nog nooit opgenomen zijn geweest in een ziekenhuis: community-acquired MRSA (CA-MRSA). De strenge opnameprocedures zijn in deze gevallen dus vergeefs.

De MRSA is voor de gezonde medewerker zelf van weinig klinische betekenis. Wel moet voorkomen worden dat een medewerker gekoloniseerd raakt, wellicht drager wordt van deze resistente bacterie, en als bron kan fungeren binnen het ziekenhuis. Behandeling van deze (tijdelijk) gecontamineerde medewerker is in het algemeen goed mogelijk. Medewerkers met huidaandoeningen zoals eczeem zijn echter moeilijker te behandelen en kunnen zich tot dragers van MRSA ontwikkelen.

Indien MRSA zich manifesteert, dient strikt volgens het geldende protocol gewerkt te worden.

11.3.7 Clostridium difficile

Ziekenhuizen en andere instellingen binnen de gezondheidszorg worden in toenemende mate geconfronteerd met de darmbacterie *Clostridium difficile*. Regelmatig is er sprake van een outbreak van *C. difficile* waarbij verspreiding gemakkelijk via de handen, kleding en bijvoorbeeld een toilet kan verlopen. Omdat deze bacterie sporen als overlevingsvorm vormt en zo onder andere resistent is tegen droogte, warmte en alcohol, is bestrijding van de sporen door desinfectie van de omgeving moeilijk. Hoge concentraties chlooroplossing en zeer lange inwerktijden zijn hierbij vereist en niet geschikt voor toepassing in een ziekenhuis met patiënten. Het tijdig toepassen van isolatiemaatregelen (in feite bij iedereen met diarree) en een goed antibioticabeleid moeten de verspreiding tegengaan. Ook hier is het juist uitvoeren van handhygiëne cruciaal waarbij in dit geval de handen moeten worden gewassen met water en zeep omdat de *C. difficile* resistent is tegen (hand)alcohol.

Ribotype 027 is een virulente *Clostridium difficile*-stam die de afgelopen jaren in binnen- en buitenland voor veel problemen heeft gezorgd. Deze variant geeft een ernstig ziektebeeld. De verspreiding van deze bacterie is gelijk aan die van de 'gewone' *C. difficile*. Bij het aantreffen van deze virulente stam zullen de maatregelen nog worden aangescherpt.

11.3.8 Bijzondere resistente bacteriën

De laatste jaren komen naast de multiresistente tuberkelbacterie en MRSA ook andere bacteriesoorten voor, die in toenemende mate resistentie tegen antibiotica vertonen. Deze micro-organismen zijn in staat resistentie te ontwikkelen tegen het eerstekeus antibioticum of tegen een combinatie van antibiotica. Dergelijke micro-organismen groepeert men onder de naam BRMO (bijzondere resistente micro-organismen). Voorbeelden hiervan zijn resistente *Acinetobacter*, *Klebsiella*, enterokokken en streptokokken. Vaak worden deze stammen gevonden bij patiënten die langdurig zijn verpleegd op de intensivecare-unit waar vrijwel altijd sprake is van een (te) hoog antibioticagebruik.

Voor het voorkómen van verdere resistentie ontwikkeling moet ons antibioticabeleid zorgvuldig en terughoudend zijn.

Ter voorkoming van verspreiding van reeds resistente stammen zorgen de juiste isolatiemaatregelen voor verdere inperking.

Voor het opsporen van dergelijke resistente stammen worden steeds meer bepaalde patiëntengroepen routinematig gescreend op dragerschap zodat tijdig (isolatie)maatregelen kunnen worden genomen. Dit komt in feite overeen met het bij MRSA toegepaste beleid van 'search en destroy'.

12 Infectiepreventie bij verschillende behandel- en zorgprocessen

In veel procesmatige handelingen aan de patiënt schuilt het gevaar van besmetting en infectie van de patiënt. Immers, de handelingen vormen dikwijls een extra aanslag op de veelal geringe weerstand van de patiënt. Denk alleen maar aan het feit dat tijdens een operatie een gedeelte van de huidbarrière verwijderd wordt, waardoor micro-organismen het lichaam kunnen binnendringen waarna infecties mogelijk zijn.

In dit hoofdstuk zullen enkele van deze processen worden beschreven. Uitgangspunt zijn de Richtlijnen van de Werkgroep Infectie Preventie (WIP). Deze werkgroep is een stichting van vier op het terrein van infectiepreventie werkzame verenigingen, die adviezen geeft en richtlijnen opstelt met betrekking tot infectiepreventie in de gezondheidszorg. Deze richtlijnen worden door het Staatstoezicht op de Volksgezondheid beschouwd als de professionele standaard en worden gebruikt als uitgangspunt bij toetsing van de werkzaamheden door de Inspectie voor de Gezondheidszorg (IGZ).

12.1 Operatieve ingrepen

J.L. Paardekooper

12.1.1 Inleiding

Beheersplan Luchtbehandeling

In 2005 is het Beheersplan Luchtbehandeling voor de operatieafdeling verschenen dat door een multiprofessionele werkgroep en in samenwerking met relevante beroepsgroepen is opgesteld.

Het beheersplan is opgebouwd volgens de HACCP-structuur: een systematische analyse en aanpak van alle mogelijk kritieke punten in het proces.

De patiënt bij wie een operatieve ingreep wordt verricht, is bij uitstek het voorbeeld van een persoon met verminderde weerstand. De chirurgische handelingen maken beschadigingen van het slijmvlies en het doorbreken van de natuurlijke huidbarrière onontkoombaar, waardoor er grote kans bestaat op het verkrijgen van een infectie na de ingreep. Vooral bij de postoperatieve wondinfectie is de oorzaak vaak in de operatiekamer te vinden.

In afbeelding 12.1 worden microbiële risico's in de operatiekamer en preventieve maatregelen weergegeven.

In de onderstaande tekst wordt op een aantal zaken nader ingegaan.

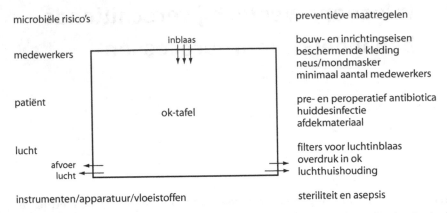

microbiële risico's

preventieve maatregelen

medewerkers — inblaas

bouw- en inrichtingseisen
beschermende kleding
neus/mondmasker
minimaal aantal medewerkers

patiënt — ok-tafel

pre- en peroperatief antibiotica
huiddesinfectie
afdekmateriaal

lucht — afvoer lucht

filters voor luchtinblaas
overdruk in ok
luchthuishouding

instrumenten/apparatuur/vloeistoffen

steriliteit en asepsis

Afbeelding 12.1   Schema microbiële risico's en preventieve maatregelen in de operatiekamer

12.1.2   Ruimtelijke voorzieningen, apparatuur, instrumentarium en vloeistoffen

Ruimtelijke voorzieningen

De operatieafdeling is door een sluizensysteem afgescheiden van de rest van het ziekenhuis, waarbij men naar gelang de microbiële belasting van de lucht een zone-indeling hanteert.

Voor de operatiekamer zelf wordt lucht vereist die via een aantal filters kiemarm wordt gemaakt. Het laatste (HEPA-)filter houdt zelfs deeltjes van 0,3 micron voor 99,9% tegen.
Het inblaas- en afzuigsysteem varieert per operatieafdeling. Er kan sprake zijn van verticale of horizontale luchtstromen, verdringende en/of mengende systemen, enzovoort.
In steeds minder ziekenhuizen wordt het mengende systeem gebruikt. Aangezien de kans op besmetting hierbij toch nog aanwezig is, wordt de voorkeur gegeven aan partiële of totale downflowsystemen waarbij de lucht boven de operatietafel verdrongen wordt en de kans op besmetting veel kleiner is. In operatiekamers waar operaties worden verricht met uitzonderlijk hoog risico worden eventueel nog extra voorzieningen getroffen, zoals een luchtgordijn rond de operatietafel, een groter aantal luchtwisselingen en speciale kleding voor de medewerkers.
In de operatiekamer heerst een overdruk ten opzichte van de aangrenzende ruimten. Uitzondering hierop vormt een eventuele aangrenzende opslagruimte voor steriele medische hulpmiddelen, die een overdruk ten opzichte van de operatiekamer dient te hebben. De overdruk dient te allen tijde gehandhaafd te worden.
Ook aan de temperatuur en relatieve vochtigheid van de lucht worden eisen gesteld: de temperatuur van de instroomlucht is meestal 19 °C en de relatieve vochtigheid ligt tussen de 50 en 65%.

Reiniging en eventuele desinfectie van de operatiekamers

Na elke operatie worden de operatietafel en de vloer rondom de tafel huishoudelijk gereinigd. Alleen indien er sprake is van contaminatie met bloedbevattende lichaamsproducten dient met een chloorhoudende oplossing of alcohol 70% te worden gedesinfecteerd. Aan het einde van het dagprogramma wordt elke operatiekamer volledig gereinigd (inclusief de lamp). Hoewel in een aantal ziekenhuizen de operatiekamer vervolgens nog gedesinfecteerd wordt, is dit discutabel. Immers, de gecontamineerde plekken zijn reeds gedesinfecteerd en het routinematig desinfecteren van vloeren is omstreden.

Wanden en plafonds leveren geen infectiegevaar op en hoeven slechts sporadisch te worden gereinigd, tenzij er zichtbare contaminatie aanwezig is.

Het is belangrijk na iedere operatie te reinigen met schoon sop en te werken met schone materialen. Vóór het inruimen moeten oppervlakken gedroogd zijn.

Indien gebruik wordt gemaakt van een schrobmachine, dient een protocol te worden opgesteld met betrekking tot schoonmaak en desinfectie van de borstels en de voorraadtank.

Apparatuur

In de operatiekamers dient zo min mogelijk apparatuur per operatie te worden neergezet. Leidingen van apparatuur dienen te zijn weggewerkt.

Anesthesieapparatuur en laryngoscoop

Het anesthesietoestel dient dagelijks te worden gereinigd. De slangen en alle attributen die in direct contact zijn geweest met de patiënt worden per patiënt vervangen en bij de centrale sterilisatie gereinigd en gedesinfecteerd, voor zover ze niet disposable zijn. Een andere methode is het plaatsen van een microbieel filter op het Y-stuk. In dat geval kunnen de slangen dagelijks worden vervangen. Per patiënt worden steeds twee steriele disposable uitzuigkatheters gebruikt, één voor de nasofarynx en één voor de tube. De anesthesist of medewerker die deze katheters hanteert draagt handschoenen.

De laryngoscoop wordt met keelflora besmet en dient na elke patiënt thermisch te worden gedesinfecteerd. Wanneer dit niet mogelijk is, dient de scoop huishoudelijk te worden gereinigd en vervolgens gedesinfecteerd.

Afzuigsystemen voor wonddrainage en dergelijke

De vuile zuigslang wordt na elke patiënt verwijderd. De zak van het disposable afzuigsysteem wordt aan het eind van het dagprogramma, of eerder indien deze vol is, als specifiek ziekenhuisafval afgevoerd. Bij deze disposable systemen dient dagelijks het omhulsel van de opvangzak gedesinfecteerd te worden.

Instrumentarium

Instrumentarium wordt zo kort mogelijk voor de operatie uit de verpakking gehaald om te voorkomen dat door sedimentatie van kiemhoudende deeltjes uit de lucht een besmetting plaatsvindt. Na het openvouwen van deze verpakking vormt de instrumententafel een steriel veld. Na gebruik wordt het instrumentarium in een daarvoor bestemde bak verzameld en door de centrale sterilisatieafdeling verder behandeld.

Vloeistoffen

Vloeistoffen zoals gedestilleerd water, steriele zoutoplossingen en dergelijke, zijn potentiële besmettingsbronnen omdat conserverende middelen ontbreken en voldoende voedingsstoffen voor 'waterminnende' bacteriën aanwezig zijn. Deze vloeistoffen mogen daarom na het aanbreken van de verpakking maximaal 24 uur gebruikt worden. Beter is het echter om kleinere verpakkingen te nemen om het risico te verkleinen.

12.1.3 Medewerkers

Het aantal micro-organismen in de lucht van de operatiekamer is direct gerelateerd aan het aantal aanwezigen en de bewegingen die worden gemaakt. Om de lucht zo kiemarm mogelijk te houden, dient dus het aantal aanwezigen zo klein mogelijk te worden gehouden en moeten overbodige bewegingen nagelaten worden (zo is het af te wijzen dat men tijdens de operatie reeds gaat opruimen, waarbij onnodig wordt heen en weer gelopen). Ook dient voorkomen te worden dat de luchtcirculatie onnodig wordt verstoord. Dit houdt in dat het verboden is tijdens een operatie de deur van de operatiekamer te openen.

Kleding

Gebleken is dat speciale operatiekleding een duidelijke reductie van het door iedere mens afgegeven aantal huidschilfers betekent. In de meeste operatieafdelingen worden ok-pakken gedragen die zijn gemaakt van een speciaal weefsel met kleine poriën. Deze ok-pakken zijn voorzien van elastische boorden rond armen, enkels en onderkant van de bloes, waardoor de afgifte van huidschilfers wordt verminderd. Het operatieteam draagt over het ok-pak nog een steriele jas, bij voorkeur met vochtwerende voorkant en mouwen. Deze jassen kunnen een aantal malen worden gesteriliseerd; er bestaan ook disposable steriele jassen.

Bij bepaalde operaties, waarbij lichaamsvreemd materiaal wordt ingebracht, kan het geringe aantal micro-organismen dat het ok-team toch nog verspreidt, bijvoorbeeld door wrijving van de kleding, ernstige gevolgen hebben. Om dit risico zo gering mogelijk te maken kan het operatieteam een soort ruimtepak dragen, met vastgeschroefde helm en aan- en afvoerslang voor de luchtvoorziening.

Personen die niet tot de vaste operatiemedewerkers gerekend worden, en die een operatie bijwonen, dragen ook het operatiepak. Verder worden gedragen: hoofddeksel, neus-mondmasker, disposable overschoenen of ok-klompen. De handen worden gewassen en gedesinfecteerd voor het betreden van de operatiekamer. Aangezien het aantal aanwezigen tijdens een operatie zo beperkt mogelijk dient te zijn, wordt bezoek zo veel mogelijk geweerd.

Persoonlijke hygiëne medewerkers

Alle ok-medewerkers dragen een hoofddeksel, dat al het haar dient te bedekken en een goed neus-mondmasker dat op de juiste manier worden gehanteerd. Beide voorwerpen worden zodra men de operatieafdeling verlaat, afgezet en weggedaan; bij langdurige operaties wordt aangeraden de neus-mondmaskers te verwisselen, aangezien zij vochtig worden en alsnog doorlaatbaar kunnen worden voor micro-organismen. De medewerkers dragen goed afwasbaar schoeisel dat alleen in het operatiecomplex gedragen mag worden.

Medewerkers die tijdens een operatieve ingreep kans lopen op een besmetting van het oogslijmvlies dragen een (veiligheids)bril. Het belangrijkste van alle maatregelen is echter een optimale handhygiëne, waarbij niet alleen aan het handen wassen, handen desinfecteren en handschoenen dragen wordt gedacht: het gaat hier tevens om het 'microbiële denken', weten dat ook steriele handschoenen besmet kunnen worden door aanraking van niet-steriele voorwerpen.

Preoperatieve handhygiëne

Het operatieteam wast en desinfecteert preoperatief de handen en onderarmen. De hiervoor te volgen methode is vaak per instelling verschillend. Tijdens de Consensusbijeenkomst voor Preventie van Ziekenhuisinfecties (mei 1989), is de optimale procedure als volgt geformuleerd.

Bij de eerste operatie:
* handen wassen met zachte borstel met water en zeep (desinfecterende zeep is overbodig) gedurende 1 minuut (nagels en knokkels);
* handen en onderarmen wassen gedurende 2 minuten zonder borstel;
* goed afdrogen met (niet-steriele) handdoekjes;
* handen en onderarmen goed inwrijven, tot de huid droog is, met 5 ml chloorhexidine 0,5%/alcohol 70-80%;
* nogmaals met 5 ml chloorhexidinealcohol inwrijven, wederom tot de huid droog is;
* steriele operatiekleding aantrekken.

Bij volgende operatie(s):
* naar behoefte (indien handen vuil zijn) wassen zonder borstel;
* chloorhexidinealcohol: 2 x 5 ml, handen en onderarmen inwrijven telkens tot de huid droog is;
* steriele operatiekleding aantrekken.

Vervolgens worden steriele handschoenen aangetrokken. Indien tijdens een operatie wordt geconstateerd dat een handschoen geperforeerd is, dient deze onmiddellijk te worden vervangen. Per operatie worden de handschoenen verwisseld. Na het uittrekken van de handschoenen worden de handen gewassen of gedesinfecteerd.

Voor de medewerkers van de omloop geldt dat niet-steriele handschoenen worden gedragen bij alle verwachte aanrakingen met bloed of andere lichaamsvochten. Per operatie worden deze handschoenen verwisseld en zowel bij aanvang als tussen en na de operaties worden de handen grondig gewassen of gedesinfecteerd. Voor de anesthesiemedewerkers geldt dat bij elk te verwachten contact met keel-neusflora van de patiënt niet-steriele handschoenen worden gedragen.

Het dragen van sieraden (polshorloges en ringen) is niet toegestaan.

Medewerkers als bron

Voor alle medewerkers die in contact komen met patiënten gelden regels met betrekking tot infectieuze aandoeningen. Voor medewerkers en specialisten die in de operatiekamers werken, gelden deze regels, zeker ten aanzien van huidaandoeningen, extra stringent. Bij huidaandoeningen kan namelijk sprake zijn van een sterk verhoogde afgifte van huidschilfers met bijvoorbeeld *Staphylococcus aureus*.

Wanneer bij de registratie van postoperatieve wondinfecties blijkt dat er een toename is van *Staphylococcus aureus*-infecties kan een 'strooionderzoek' geïndiceerd zijn. Ook kunnen tijdens de operaties sedimentatieplaten worden geplaatst. Indien een of meer medewerkers de oorzaak lijken te zijn van postoperatieve wondinfecties zal een nader onderzoek plaatsvinden. Soms zal een medewerker het werk op de operatiekamer tijdelijk dienen te staken.

12.1.4 Patiënten

Of een patiënt wel of niet een postoperatieve (wond)infectie krijgt, hangt van een aantal factoren af, zoals:

- reeds aanwezige infecties of systemische ziekten;
- leeftijd van de patiënt;
- chirurgische techniek;
- soort operatie, drainage;
- antibiotische profylaxe;
- gebreken in de luchtbehandeling van de operatiekamer.

Ten slotte zijn er nog factoren als het aantal dagen dat de patiënt preoperatief in het ziekenhuis verblijft en of hij al meer ziekenhuisopnamen/operaties heeft ondergaan. Het preoperatief ontharen en de preoperatieve huiddesinfectie kunnen ook van invloed zijn. Het preoperatieve ontharen wordt ontraden, aangezien hierbij vaak huidbeschadigingen optreden die het risico op infectie vergroten. Aangeraden wordt het haar niet preoperatief te verwijderen tenzij het werkelijk noodzakelijk is. Hierbij dient geen gebruik te worden gemaakt van een scheermesje maar bijvoorbeeld van een tondeuse, omdat deze geen of nauwelijks huidbeschadigingen veroorzaakt. Indien het ontharen geïndiceerd is, dient dit zo kort mogelijk voor de operatie plaats te vinden om de infectiekans zo klein mogelijk te houden.

Op de operatiekamer wordt preoperatief de huid van de patiënt gedesinfecteerd met een jodium- of chloorhexidinetinctuur, waardoor de aanwezige huidflora sterk gereduceerd wordt. Na verdampen van de alcohol (brandgevaar!) kan de patiënt vervolgens worden afgedekt met steriele lakens.

Afdekmateriaal

Aan afdekmateriaal wordt een aantal eisen gesteld, zoals steriliteit en geringe doorlaatbaarheid voor vocht en micro-organismen. Verder moet het materiaal zo min mogelijk partikels afgeven en een goede vochtabsorptie bezitten, evenals soepelheid en scheurvastheid.

Gewoon textiel voldoet naarmate het vaker wordt gewassen en gesteriliseerd niet aan deze eisen: de doorlaatbaarheid voor vocht, de afgifte van vezels en de kans op gaatjes nemen toe bij langer gebruik.

Daarom wordt textiel in toenemende mate vervangen door disposable of re-usable materiaal dat wel aan de eisen voldoet. Met name de vochtwerende eigenschappen en de afgifte van vezels spelen een belangrijke rol bij de uiteindelijke keuze.

12.2 Intensieve zorg

C.M. Taal

12.2.1 Inleiding

Intensieve zorg wordt op diverse afdelingen in het ziekenhuis gegeven, waaronder de intensive care, de hartbewaking of coronary care en de neonatologie.

Op dergelijke afdelingen worden patiënten verpleegd die door hun slechte conditie een sterk verminderde afweer en daardoor een verhoogde kans op infecties hebben. De patiënt, die vaak in een levensbedreigende situatie verkeert ten gevolge van bijvoorbeeld een ingrijpende operatie, multipele traumata of circulatiestoornissen, wordt in zijn vitale functies ondersteund of bewaakt. Intensieve zorg brengt vaak risicovolle handelingen met zich mee. Voorbeelden hiervan zijn het inbrengen van een centraalveneuze of arteriële katheter. Vaak wordt meer dan één katheter ingebracht, ten behoeve van totale parenterale voeding (TPV), centraalveneuze of arteriële drukmeting, bloedafname, medicatie en vochttoediening. Wanneer de patiënt onvoldoende of niet in staat is zelf te ademen, vindt intubatie en kunstmatige (bij)beademing plaats. Bovengenoemde handelingen spelen een rol bij het ontstaan van infecties door exogene factoren.

De afdeling neonatologie is te beschouwen als een intensivecareafdeling voor te vroeg geborenen. Hier vindt behandeling plaats van baby's die in hun vitale functies moeten worden ondersteund. Vergelijkbare maatregelen als op een intensivecareafdeling dienen minimaal genomen te worden.

Verstoring in het evenwicht van de flora van de patiënt is de oorzaak van veel endogene infecties. Deze verstoring is onder andere toe te schrijven aan:
- in situ zijn gedurende langere perioden van katheters, sondes, tubes en dergelijke;
- toediening van veel antibiotica, antacida, en dergelijke.

Door deze verstoring kunnen vooral gramnegatieve staven uit de darmflora de overhand krijgen en de oorzaak zijn van een infectie. In een aantal ziekenhuizen wordt selectieve darmdecontaminatie (SDD) toegepast. Dit heeft tot doel met name de aerobe gramnegatieve darmflora van de patiënt te remmen en te doden, waardoor het aantal infecties van endogene oorsprong vermindert (zie verder hoofdstuk 7). Het blijft moeilijk andere endogene factoren te beïnvloeden.

Veel exogene factoren zijn daarentegen wel te beïnvloeden teneinde (exogene) infecties te voorkomen. De belangrijkste besmettingsweg vormen de handen van het medisch en verpleegkundig personeel. Goede handhygiëne is vereist. Zorgvuldigheid moet worden betracht bij onder andere:
- kunstmatige beademing;
- zuurstoftoediening;
- verneveltherapie;
- bronchiaaltoilet;
- inbrengen en verzorgen van intravasale katheters;
- epidurale katheters.

12.2.2 Kunstmatige beademing

Bij kunstmatige beademing wordt gebruikgemaakt van beademingsapparatuur. Om uitdroging van de slijmvliezen van de luchtwegen tegen te gaan, wordt de toe te dienen lucht (verwarmd en) bevochtigd. Voorkomen moet worden dat de apparatuur, doordat verschillende onderdelen hiervan steeds warm en vochtig zijn, een besmettingsbron wordt. Aan het beademingsapparaat bevinden zich een inspiratie- en een expiratieslang en soms een waterreservoir. De beademingsslangen worden per patiënt gebruikt en bij zichtbare verontreiniging en mechanische problemen vervangen. Reusable slangen worden gereinigd en thermisch gedesinfecteerd op de centrale sterilisatieafdeling (CSA) in een wasmachine met een speciaal programma voor slangen. Het onderdeel van het beademingsapparaat waar de lucht doorheen wordt geleid naar de slangen toe, is uitneembaar en kan na huishoudelijke reiniging in een stoomautoclaaf gesteriliseerd worden. Om besmetting van het apparaat te voorkomen, kan op de expiratie-ingang een hydrofoob filter geplaatst worden. Condensvocht uit het beademingssysteem vormt een potentiële bron van besmetting: re-usable condenspotjes worden na het vervangen van het slangensysteem (met niet-steriele handschoenen) of na ontslag van de patiënt gesteriliseerd; disposable condenspotjes worden in dergelijke gevallen weggegooid.

Voor bevochtiging bij kunstmatig beademen zijn er twee mogelijkheden:
Een *kunstneus*: een disposable hydrofoob filter dat tussen de tube en de inspiratie- en expiratieslang wordt geplaatst, al dan niet in combinatie met een bacteriefilter. Het vocht van de uitgeademde lucht wordt opgevangen en weer afgegeven aan de in te ademen lucht. De slangen worden hierdoor niet vochtig, zodat groei van bacteriën hierin wordt tegengegaan. De kunstneus dient dagelijks verwisseld te worden.
Een *waterverdamper*: een verdampingssysteem (bijvoorbeeld op basis van hoge temperatuur) dat de inademingslucht bevochtigt met steriel water. De verdamper wordt tegelijk met het slangensysteem vervangen. Verdampers die hergebruikt worden, worden gesteriliseerd.

12.2.3 Zuurstoftoediening

Indien de toe te dienen zuurstof wordt bevochtigd, moet bij voorkeur gebruikgemaakt worden van disposable verdampingssystemen die steriel water bevatten. Deze reservoirs hangen bij of onder de flowmeter. De onverwarmde zuurstof wordt hierdoor geleid en bevochtigd. Deze disposable verdampingssystemen kunnen in gebruik blijven tot het water op is en mogen bij meer patiënten worden gebruikt. Wel dient de verbindingsslang van het waterreservoir naar de patiënt na iedere patiënt vervangen te worden.

12.2.4 Verneveltherapie

Op een intensivecareafdeling maakt men gebruik van vernevelaars. Het doel van vernevelen is het bevochtigen van de bronchiën en alveoli met behulp van aerosolen (1-5 micrometer).

Voor diverse toepassingen zijn verschillende soorten vernevelaars beschikbaar.

Ten behoeve van vochtinhalatie (CARA, cystic fibrose) wordt gebruikgemaakt van *ultrasone vernevelaars*. Bij ultrasone verneveling wordt water in hoogfrequente trilling gebracht met behulp van een kristal, waardoor een aerosolenwolk ontstaat. Het water komt bij voorkeur uit een disposable fles met steriel water.

Vernevelapparatuur met een groot volume, voornamelijk gebruikt bij bevochtigen, is persoonsgebonden.

Vernevelapparatuur (en toebehoren als mondstuk, koppelstukken en geneesmiddelencups) met een klein volume, die gebruikt wordt om geneesmiddelen aan de luchtwegen toe te voegen, is persoonsgebonden en wordt na afloop van de therapie als afval afgevoerd.

Voor de toediening van medicijnen gebruikt men vaak een *jetvernevelaar*. Ook een ultrasone vernevelaar kan voor dit doel worden aangewend. Een jetvernevelaar werkt met behulp van perslucht. Deze perslucht wordt door een vernevelkamer (venturi) geblazen. Hierbij worden druppels van verschillende grootte uit de medicijnoplossing getrokken (afbeelding 12.2). Voorkomen dient te worden dat het reservoir of andere delen van de vernevelaar een besmettingsbron kunnen vormen. Om dit tegen te gaan wordt na gebruik het medicijnreservoir huishoudelijk gereinigd, gedroogd (met een schone droogdoek), nagespoeld met alcohol 70% en vervolgens aan de lucht gedroogd.

Masker, mondstuk en koppelstukken worden bij gebruik door dezelfde patiënt dagelijks gereinigd, gedroogd (met een schone droogdoek), gedesinfecteerd met alcohol 70% en aan de lucht gedroogd. Disposable slangen worden dagelijks vervangen. Reiniging, desinfectie en eventueel sterilisatie van vernevelaars dienen volgens voorschrift van de fabrikant te geschieden.

12.2.5 Bronchiaaltoilet

Het uitzuigen van bronchiaalslijm kan noodzakelijk zijn, zowel bij patiënten die spontaan ademen als bij patiënten die kunstmatig beademd worden. Bij het uitzui-

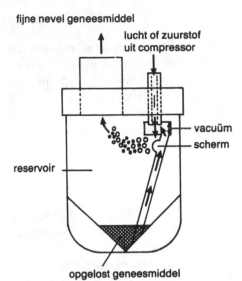

Afbeelding 12.2   Het venturiprincipe

gen wordt gebruikgemaakt van een steriele disposable katheter die wordt ingevoerd via de mond of neus of door de ingebrachte tube of canule. Om overdracht van micro-organismen via de handen te voorkomen, wordt minimaal een niet-steriele wegwerphandschoen gedragen. Als een mayotube (Guedel) of nasal airway aanwezig is, dient deze elke 24 uur door een schone te worden vervangen en elk uur te worden gecontroleerd op doorgankelijkheid. De mayotube kan onder stromend water worden uitgespoeld, gedroogd met een gaasje, afgespoeld met alcohol 70% en gedroogd aan de lucht en daarna weer bij dezelfde patiënt worden ingebracht. Indien de tube niet meer gebruikt wordt, dient deze te worden weggegooid.

De katheter die gebruikt wordt bij het uitzuigen, mag na het doorspoelen met steriel water of NaCl nogmaals opgevoerd worden. De neus-keelholte mag nooit eerst worden uitgezogen om daarna dezelfde katheter op te voeren in de canule of tube. Als spoelvloeistof voor de uitzuigslang geniet een steriele vloeistof in een kleine hoeveelheid, voor eenmalig gebruik, de voorkeur. Hierdoor wordt voorkomen dat de spoelvloeistof zelf besmettingsbron wordt. Om het risico op spatten en contaminatie van de handen zo klein mogelijk te houden, dient het slijm bij voorkeur opgevangen te worden in disposable systemen. Een nieuwe ontwikkeling is het gesloten uitzuigsysteem, waarbij de kans op besmetting minder is.

Dit disposable uitzuigsysteem wordt elke 24 uur vervangen.

12.2.6   Inbrengen/verzorgen intravasale katheters

Bij de intravasale therapie wordt vloeistof aan een patiënt toegediend via een naald of katheter die ingebracht is in een vene of arterie. Intravasale therapie is bij de huidige patiëntenzorg een belangrijk onderdeel van de behandeling en wordt bij ongeveer 30-50% van de klinische patiënten toegepast.

De meeste patiënten hebben een intraveneuze naald voor de toediening van infuusvloeistof (waaraan eventueel geneesmiddelen zijn toegevoegd). Bij het gebruik van intravasale katheters kan tevens voeding worden toegediend en kunnen hemodynamische gegevens worden verkregen (bijvoorbeeld meten van de centraalveneuze druk). Intravasale katheters kunnen ook in de arteriën worden aangebracht en worden dan voornamelijk gebruikt voor het meten van de arteriële druk of voor het afnemen van bloed ten behoeve van bloedgasanalyse.

Bij het inbrengen van een intravasale naald of katheter wordt de natuurlijke huidbarrière doorbroken, waardoor micro-organismen via het insteekkanaal in de bloedbaan kunnen komen en een bacteriëmie of sepsis kan ontstaan. Ter plaatse van de insteekopening kan een (trombo)flebitis ten gevolge van mechanische of chemische invloeden ontstaan of de insteekopening zelf kan ontstekingsverschijnselen vertonen, zoals pusvorming.

Het risico op het ontstaan van een infectie bij een intravasale katheter is afhankelijk van een aantal factoren, zoals:
* verminderde afweer van de patiënt;
* type naald of katheter;
* wijze en plaats van inbrengen van naald of katheter;
* duur verblijf naald of katheter;
* soort infusievloeistof en wijze van toediening;
* snelheid toediening infuusvloeistof;
* bereiding infusievloeistof;
* toevoegen van bijvoorbeeld medicijnen aan de infusievloeistof;
* verzorging van de insteekopening.

Om de risico's op het verkrijgen van een infectie zo veel mogelijk te beperken zijn de volgende aandachtspunten belangrijk.
* Het inbrengen van de katheter dient volgens (afdelings)voorschrift verricht te worden; bij herhaalde inbrengpoging een nieuwe katheter gebruiken.
* De katheters dienen zo kort mogelijk in situ te blijven.
* Onnodige manipulaties moeten worden vermeden.
* Optimale handhygiëne (steriele handschoenen of no-touchtechniek) betrachten vóór iedere handeling.
* Dagelijkse visuele inspectie van de insertieplaats is noodzakelijk (het gebruik van vochtdoorlaatbare doorzichtige folie vergemakkelijkt de inspectie van de insteekopening).
* Roodheid, zwelling en koorts kunnen signalen zijn om de katheter te verwijderen.
* Infuustoedieningssystemen dienen elke 72-96 uur te worden verwisseld (bij toediening van bloedproducten of lipiden elke 24 uur verwisselen).
* Het infectierisico bij multilumenkatheters is groter dan bij singlelumenkatheters; daarom dient het gebruik van multilumenkatheters zo veel mogelijk te worden beperkt.

- Centraalveneuze katheters die getunneld worden, veroorzaken mogelijk minder infecties dan niet-getunnelde katheters.

12.2.7 Epidurale katheters

Behalve voor pijnbestrijding bij operatieve ingrepen wordt epidurale katheterisatie steeds vaker toegepast voor het bestrijden van langdurige pijn. Als een epidurale katheter langer dan enkele dagen in situ is, neemt het risico op het verkrijgen van een epiduraal abces toe. De katheter wordt meestal gefixeerd met een vochtdoorlaatbare doorzichtige folie. Van belang voor de infectiepreventie zijn de methodiek van inbrengen, de dagelijkse inspectie en het signaleren van de eerste tekenen.

Epidurale katheters, die langere tijd in situ zullen blijven, worden op de ok onder aseptische omstandigheden ingebracht. Het toedieningssysteem dient na 72-96 uur te worden vervangen. Bij de verzorging worden steriele handschoenen gedragen.

12.3 Wondverzorging

J.L. Paardekooper

Elk huiddefect betekent een doorbreking van de eerste verdedigingslinie, de huid, waardoor micro-organismen van de eigen huid, maar ook van de omgeving, in de wond kunnen doordringen. Afhankelijk van de lokale en systemische afweer van de patiënt en van aantal en soort van de betreffende micro-organismen, kan er een infectie ontstaan die al dan niet spontaan geneest.

De oorzaken voor het ontstaan van huiddefecten zijn zeer uiteenlopend en kunnen variëren van een klein wondje ten gevolge van een doorn of keukenmesje tot wonden ten gevolge van operatieve ingrepen of decubitus. De verschillende soorten wonden vereisen vaak een verschillende behandeling.

Steriliteit van de te gebruiken middelen en asepsis bij de wondverzorging zijn vereist.

Daarom hanteert men:
- steriel verbandmateriaal;
- steriele vloeistoffen;
- tubes zalf: per patiënt, met gebruik van spatel;
- optimale handhygiëne (geen sieraden);
- eventueel handschoenen;
- no-touchtechniek (pincet gebruiken);
- verbandblad of -karretje per patiënt.

Het gebruik van vloeistoffen en zalven die cytotoxisch zijn moet zo veel mogelijk voorkomen worden, aangezien hierdoor een optimale wondgenezing belemmerd wordt. Een aantal van de toegepaste middelen staat in dit verband de laatste tijd in toenemende mate ter discussie.

Gebruikt materiaal

Disposable materiaal, zoals pincetten, wordt direct na gebruik weggedaan. Niet-disposable materiaal wordt na gebruik gereinigd en afhankelijk van de toepassing gedesinfecteerd en/of gesteriliseerd.

Wondinfectie

Van wondinfectie is sprake als micro-organismen zich in de wond vermenigvuldigen en er plaatselijk roodheid, pijn, warmte en pusvorming optreedt. Bij wondinfectie kan de wondflora een gevaar voor de omgeving betekenen. De wondbedekking dient dan tevens als barrière om besmetting naar anderen en de omgeving te voorkomen.

Indien het wondbedekkend verband vochtig is (natte kompressen) of vochtig wordt (door wondvocht) dient men zich te realiseren dat dit micro-organismen doorlaat zodat verspreiding mogelijk is.

12.4 Blaaskatheterisatie

Y.M. van Ouwerkerk

Bij het inbrengen van een blaaskatheter vindt beschadiging van het slijmvlies van de blaas plaats, waardoor kolonisatie van micro-organismen optreedt. Het risico neemt toe met het langer in situ zijn van de verblijfskatheter. De infectie ontstaat meestal doordat micro-organismen, afkomstig van het perineum, langs de katheter in de blaas terechtkomen. Ook besmetting van de urine in de blaas vanuit het opvangsysteem is mogelijk. Via het aftapkraantje of de verbinding tussen katheter en opvangzak kunnen micro-organismen langs de binnenkant van de katheter de blaas bereiken.

Blaaskatheterisatie vormt dan ook een reëel risico voor het ontstaan van een urineweginfectie en moet zo veel mogelijk vermeden worden.

Zo zijn incontinentie, het willen meten van de urineproductie en behandeling met diuretica voorbeelden van onterechte indicaties voor een verblijfskatheter.

Indien de verblijfskatheter daadwerkelijk noodzakelijk is, dienen alternatieven als intermitterend katheteriseren en de condoomkatheter, of het gebruik van incontinentiemateriaal zeker overwogen te worden.

Intermitterend katheteriseren kan over een lange periode worden toegepast en geeft een aanzienlijk kleiner risico op een urineweginfectie dan verblijfskatheterisatie.

Bij kortdurende katheterisatie kan de suprapubische katheter uitkomst bieden. Dit betreft geen urethrakatheterisatie en geeft daardoor, met name bij een korte katheterisatieduur, een kleiner infectierisico. Bij langdurende suprapubische katheterisatie neemt het risico op een wondinfectie toe en valt het 'voordeel' weg. Bij mannen is het gebruik van de suprapubische katheter, ook bij langdurige katheterisatie, aan te bevelen mede ter preventie van prostatitis.

Indien verblijfskatheterisatie onvermijdelijk is, zijn de volgende basale uitgangspunten belangrijk.

- Laat de katheter zo kort mogelijk in situ door iedere dag de noodzakelijkheid van de katheterisatie af te wegen.
- Beperk, ook perioperatief, het gebruik van een urethrakatheter zo veel mogelijk.
- Hanteer een aseptische katheterisatietechniek.
- Verwissel de katheter en/of het opvangsysteem nooit routinematig maar alleen op indicatie; iedere manipulatie vormt een risico.
- Maak voor verblijfskatheterisatie gebruik van een gesloten opvangsysteem met terugslagventiel.
- Hanteer de juiste katheterzorg (kathetertoilet, legen van de opvangzak, desinfectie aftapkraantje enzovoort).
- Pas optimale handhygiëne toe bij iedere handeling aan het systeem.

Urineweginfecties zijn het meest voorkomende type ziekenhuisinfecties. Niet alle urineweginfecties zijn te voorkomen. Wel kan, door zorgvuldig handelen, het aantal infecties worden gereduceerd.

12.5 Hemodialyse en peritoneale dialyse

G.V.M. Koopmans-Zwanenburg

12.5.1 Inleiding

Dialyse is een techniek die toegepast wordt om de nierfunctie te vervangen bij een patiënt met ernstige nierinsufficiëntie. Met behulp van een semipermeabele membraan worden afvalproducten van de stofwisseling verwijderd en wordt een juiste elektrolyten- en waterbalans verkregen. Er zijn twee dialysemethoden te onderscheiden, hemodialyse en peritoneale dialyse.

12.5.2 Hemodialyse

Bij hemodialyse wordt als membraan een kunstmatig filter (kunstnier) gebruikt. Het bloed van de patiënt circuleert buiten het lichaam in een machine (monitor), waarbij het in contact wordt gebracht met een uitgebalanceerde elektrolytenoplossing (dialysaat) (afbeelding 12.3). Na filtering blijven de giftige afvalstoffen achter en het gezuiverde bloed wordt terug in de bloedbaan van de patiënt gebracht. Een patiënt die een hemodialysebehandeling ondergaat, moet gemiddeld twee dagen (gedurende 4 à 6 uur) per week in een speciaal centrum 'gespoeld' worden.
Om een permanente en goed bereikbare toegang tot de bloedbaan van de patiënt te hebben, wordt vaak operatief een shunt in de arm aangelegd. Een shunt is een kunstmatige verbinding tussen een ader en een slagader. Een inwendige, onderhuidse, shunt is een cimino-bresciashunt. Men maakt tegenwoordig steeds meer gebruik van centraalveneuze lijnen om een entree te hebben tot de bloedbaan, zeker bij acute dialyses.

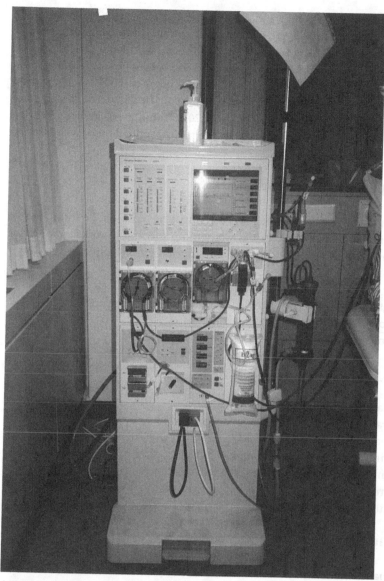

Afbeelding 12.3   Hemodialyseapparaat, dialyseafdeling Hagaziekenhuis, Den Haag

12.5.3   Peritoneale dialyse

Bij peritoneale dialyse fungeert het buikvlies (peritoneum) van de patiënt als membraan. Het dialysaat wordt in de buikholte gebracht en via het buikvlies worden de giftige afvalstoffen aan het bloed onttrokken. De bekendste en meest toegepaste methode is de continue ambulante peritoneale dialyse (CAPD). Om een permanente, goed bereikbare toegang tot het peritoneum te hebben, wordt operatief een zogenoemde Tenckhoff-katheter ingebracht. Deze katheter wordt onderhuids getunneld om infecties te voorkomen en aan de buikwand gehecht. Aan deze katheter wordt aseptisch een toedieningssysteem aangesloten, bestaande uit een met steriel dialysaat gevulde zak en een lege zak. Met dit dubbele systeem wordt eerst het (oude) dialysaat uit de buikholte verwijderd, waarna opnieuw dialysaat in de buikholte wordt gebracht en het systeem wordt afgekoppeld. Deze handelingen vinden enige keren per etmaal plaats om te voorkomen dat het dialysaat verzadigd raakt. De voordelen van deze methode zijn dat de totale wisselprocedure slechts 20-30 minuten in beslag neemt en dat de patiënt zelf CAPD kan toepassen in iedere ruimte, mits de omgeving schoon genoeg is.

12.5.4 Hygiënische maatregelen

Zowel hemodialyse als peritoneale dialyse is een invasieve techniek. De shunt, katheter en andere hulpmiddelen die gebruikt worden om toegang te verkrijgen tot het cardiovasculaire systeem of tot het peritoneum, kunnen een mogelijke besmettingsweg vormen.

Patiënten voor wie dialyse noodzakelijk is, hebben doorgaans een sterk verminderde weerstand en daardoor een verhoogd risico op infectie.

Infecties die door dialyse kunnen ontstaan, zijn:
* infecties rond de insteekplaats van de shunt en katheter;
* sepsis;
* peritonitis.

Infecties bij dialyse kunnen beperkt worden door:
* toepassen van aseptische technieken bij de voorbereiding en uitvoering van hemo- en peritoneale dialyse (handen wassen/desinfecteren, steriele handschoenen, goede huiddesinfectie, steriele verbandmiddelen enz.);
* opstellen en strikt volgen van protocollen ten aanzien van reinigen, desinfecteren en steriliseren van instrumentarium, apparatuur, dialysaat en waterbehandelingssysteem (ontharder, reverse osmose).

12.6 Endoscopie

G.V.M. Koopmans-Zwanenburg

12.6.1 Inleiding

Bij endoscopie wordt het inwendige van de mens bekeken met behulp van een endoscoop (Grieks: endo = binnen; skopein = kijken).

Endoscopie kan worden toegepast in het maag-darmkanaal, het urogenitale gebied, de longen of de neus-keelholte. Hierbij kan men de natuurlijke openingen van het lichaam gebruiken. Een scopie vindt meestal poliklinisch plaats. Bij deze procedure kan worden volstaan met hoogwaardige desinfectie van de gebruikte materialen.

Er zijn echter ook endoscopieën waarbij de huid geopend dient te worden, bijvoorbeeld artroscopie of laparoscopie. Deze scopieën worden daarom op een operatiekamer uitgevoerd. Hierbij worden steriele endoscopen gebruikt.

Endoscopieën zijn invasieve handelingen, zeker indien men ook biopten neemt.

In de literatuur zijn endoscopieën nogal eens als bron van ziekenhuisinfecties gekenmerkt. Met name endoscopen met meer kanalen zijn moeilijk te reinigen en te desinfecteren, waardoor transmissie van micro-organismen van patiënt naar patiënt mogelijk en bewezen is. In feite zouden alle scopen gesteriliseerd dienen te worden, maar gezien de kwetsbare optieken is stoomsterilisatie niet altijd mogelijk. Daarom gaat men over tot een hoogwaardige desinfectie. Vaak wordt hiervoor een aldehyde (bijvoorbeeld glutaaraldehyde 2%) gebruikt. Het (toxische) desinfectans dient volledig te worden verwijderd door goed naspoelen. Ook voor de medewerkers geldt een aantal aandachtspunten bij het gebruik van aldehyden als desinfectans (handschoenen, goede ventilatie en afzuigmogelijkheid van de ontstane dampen).

Sinds 2002 pleit de Inspectie voor de Gezondheidszorg voor het aanstellen van een Deskundige Endoscopen, die verantwoordelijk is voor de kwaliteit van de materialen en apparatuur die gebruikt worden bij endoscopieën. Dit betekent onder andere toezicht op de reinigings- en desinfectieprocessen (zowel handmatig als machinaal) en het bijhouden van een logboek. In dit logboek dienen dagelijks endoscoop (soort en nummer) en procesgang in de machine terug te leiden te zijn op de individuele patiënt.

Er zijn twee soorten endoscopen te onderscheiden: starre en flexibele.

12.6.2 Starre endoscoop

Een starre endoscoop is een holle, meestal roestvrijstalen buis met optiek. Deze scoop wordt voornamelijk gebruikt bij het bekijken van:
- de blaas (cystoscoop);
- de buikholte (laparoscoop).

Moderne, starre scopen kunnen worden gesteriliseerd.

Na elk gebruik dient de scoop goed gereinigd te worden, waarna sterilisatie of desinfectie, plaatsvindt. Alle onderdelen van de scoop moeten met het desinfectans in contact komen. Na desinfectie wordt de gehele scoop zorgvuldig gespoeld met bacterievrij water.

12.6.3 Flexibele endoscoop

Een flexibele endoscoop is een buigzame buis waarin zich glasfibers bevinden. Deze fibers geleiden licht naar het te bekijken inwendige deel van de mens. Fiberendoscopen worden voornamelijk gebruikt bij het bekijken van:
- het maag-darmkanaal (zoals gastroscoop);
- de longen (bronchoscoop);

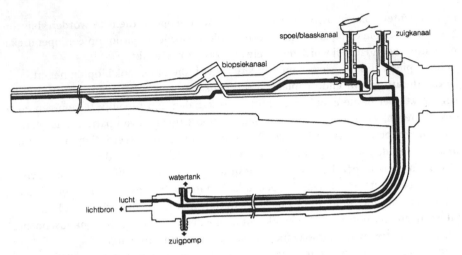

Afbeelding 12.4 Gastroscoop
Bron: Fujinon Medical Holland bv, Renswoude

- de orofarynx (rinoscoop).
- de gewrichten (artroscoop)

Er zijn fiberendoscopen:
- zonder kanalen (rinoscoop);
- met één kanaal (bronchoscoop);
- met meer kanalen (afbeelding 12.4) (gastroscoop, duodenoscoop).

De kanalen worden voor verschillende doeleinden gebruikt, onder andere:
- voor het leiden van de biopteur en het afzuigen van vocht (biopsiekanaal);
- voor het schoonspoelen van de lens of 'het schoonblazen' van het te bekijken gebied (lucht-waterkanaal).

12.6.4 Reiniging, desinfectie en sterilisatie van endoscopen

Endoscopisch onderzoek dient te worden uitgevoerd met materiaal dat na gebruik
zodanig te behandelen is dat overdracht van micro-organismen kan worden uitgesloten.
Na elk gebruik wordt de mantel van de scoop afgenomen met een droog gaas. Voor het
bedieningshuis wordt een gaas met alcohol 70% gebruikt. Vervolgens worden alle kanalen grondig gereinigd met een eiwitafbrekend detergens en met behulp van ragers.
Aanwezige ventielen worden verwijderd. Nadat alle kanalen zijn doorgespoeld met
water volgt het desinfectieproces. Uiteraard worden bij alle handelingen handschoenen gedragen.
Vrijwel alle fiberendoscopen zijn onderdompelbaar. Dit houdt in dat de totale scoop,
inclusief bedieningshuis, ondergedompeld kan worden in een vloeistof.

Voor de onderdompelbare scopen zijn inmiddels wasmachines ontwikkeld die de gehele scoop, inclusief bedieningshuis, kunnen reinigen, desinfecteren en spoelen. Na desinfectie is een droogfase mogelijk.

Het reinigings- en desinfectieproces in automatische endoscopenwasmachines is reproduceerbaar en te controleren. Van deze procedure dient ook een logboek bijgehouden te worden. Omdat het desinfectans in een afgesloten circuit circuleert met een directe afzuiging naar de buitenlucht, zijn er geen schadelijke gevolgen voor het personeel. Bij onderhoud, lekkage en andere problemen waarbij blootstelling aan desinfectans mogelijk is, dienen uiteraard wel beschermende maatregelen (o.a. neusmondmasker) genomen te worden.

Bij de niet-onderdompelbare fiberendoscopen worden de inwendige kanalen, handmatig of machinaal, met detergens in contact gebracht en na spoelen met het desinfectans. Na de juiste inwerktijd wordt het desinfectans uit de fiberendoscoop verwijderd en wordt met bacterievrij water gespoeld. Hierna blijft het inwendige van de scoop vochtig (zie hierna onder 'Drogen').

Drogen

Ondanks desinfectie kunnen micro-organismen achterblijven op moeilijk te bereiken plaatsen. De endoscoop dient na het desinfectieproces inwendig gedroogd te worden, om te voorkomen dat eventueel aanwezige micro-organismen zich vermenigvuldigen. Dit drogen vindt plaats op verschillende niveaus:

- in de wasmachine, als laatste onderdeel van het totale desinfectieproces;
- met behulp van perslucht;
- tot slot in een speciale droogkast, waar warme lucht door alle kanalen wordt geblazen.

Afhankelijk van het droogresultaat van de gebruikte wasmachine worden combinaties van bovenstaande droogmethoden uitgevoerd.

Andere aandachtspunten

- Alle hulpstukken die de natuurlijke slijmvliesbarrière doorbreken, zoals de biopsietang, dienen steriel te zijn.
- Voor het schoonspoelen van de lens, aan de tip van de endoscoop, en het gedeelte van de endoscoop dat in het te bekijken gebied komt, dient steriel water gebruikt te worden. Daarom elke dag een steriel waterflesje gebruiken en vullen met steriel water.
- Voor ragers die gebruikt worden bij het handmatig reinigen van de kanalen, is desinfectie of sterilisatie na gebruik noodzakelijk.
- Borsteltjes voor cytologisch onderzoek worden bij voorkeur eenmalig gebruikt; bij hergebruik is sterilisatie noodzakelijk.
- Uitzuigapparatuur behandelen als bij bronchiaaltoilet (zie paragraaf 12.2). Disposable systemen verdienen de voorkeur.
- Per patiënt een schoon mondstuk gebruiken.
- Bij iedere scopie disposable handschoenen dragen.

- Bij kans op aanhoesten door de patiënt een neus-mondmasker dragen.
- Bij mogelijke expositie aan bloed of ander patiëntenmateriaal een plastic over-schort en een beschermende bril dragen.
- Na iedere scopie en na contact met patiëntenmateriaal de handen wassen en/of desinfecteren.
- Men dient bedacht te zijn op nieuwe technische ontwikkelingen bij de productie van fiberendoscopen, zodat het reinigings- en desinfectieproces hieraan kan wor-den aangepast (bijvoorbeeld liftkanaaltje van duodenoscoop bij ERCP).

12.7 Fysiotherapie

Th.A. Laarman-Trumpie

12.7.1 Inleiding

Fysiotherapie biedt diverse mogelijkheden om patiënten te behandelen, onder andere hydro- en geluidstherapie. Bij onjuiste hydrotherapie kunnen problemen optreden zoals huid-, oor- en ooginfecties.

Ook worden door fysiotherapeuten hulpmiddelen gebruikt ter behandeling van de luchtwegen, zoals vernevelapparatuur, longvolumetrainers en dergelijke. In sommige gevallen wordt gebruikgemaakt van ultrasonore vernevelaars, die ook een besmet-tingsbron kunnen zijn.

Aangezien van deze voorzieningen gebruik wordt gemaakt door meerdere patiënten, is de mogelijkheid van besmetting aanwezig.

Bij longaandoeningen van de patiënt, zoals tuberculose, bestaat er een besmettingsri-sico voor de fysiotherapeut.

12.7.2 Algemene hygiëne in de fysiotherapie

Bij alle handelingen van de fysiotherapeut vindt er uitwisseling van micro-organismen plaats tussen therapeut en patiënt. Handhygiëne (zie paragraaf 11.2.1) is een krachtig middel om verspreiding van micro-organismen via de handen van de fysiotherapeut naar andere patiënten te voorkomen maar ook ter bescherming van de fysiotherapeut zelf. Daarnaast dienen algemene hulpmiddelen die door meer patiënten gebruikt worden, zoals de behandelbank en oefenmateriaal, zodanig te worden gereinigd of van afdekmateriaal te worden voorzien dat ze geen risico vormen voor de volgende gebruiker. Voor de behandelbank en de oefenmat geldt dat deze voor iedere patiënt met een papierlaag of schoon laken moet worden afgedekt. Voor al het materiaal geldt dat dit bij zichtbare verontreiniging direct wordt gereinigd en routinematig eenmaal per maand. Indien verontreinigd met bloed of andere lichaamsvochten dient na de reiniging desinfectie plaats te vinden, bijvoorbeeld met alcohol 70%. Materiaal van leer wordt bij voorkeur niet gebruikt omdat dit niet te reinigen is. De zogenoemde Packheaters moeten na ieder gebruik gereinigd worden.

Waterbaden voor het verwarmen van Packheaters en paraffinebaden moeten weke-lijks eenmaal opgewarmd worden tot ten minste 80 °C gedurende vijf minuten om de

inhoud te desinfecteren. Bij duidelijke aanslag of vervuiling van waterbaden dienen deze geleegd, gereinigd en opnieuw gevuld te worden met schoon kraanwater.
Bij mogelijk contact met secreta en excreta moeten handschoenen en vochtondoorlaatbare kleding gedragen worden.

12.7.3 Hydrotherapie

Bij hydrotherapie is er sprake van behandeling in een oefenbassin, een vlinderbad of een deltabad. De temperatuur van het water in deze baden is circa 37 °C. Door deze temperatuur en het vochtige milieu kan er een uitgroei van micro-organismen plaatsvinden, waardoor het bad een potentiële besmettingsbron voor patiënten vormt. Indien het bad niet frequent wordt gebruikt, kan overwogen worden voor iedere patiënt het bad met schoon water te vullen. Het water zelf behoeft dan niet voorzien te worden van een desinfectans tenzij voor het vullen een pomp gebruikt wordt. Deze pomp bevat stilstaand water dat een besmettingsbron kan zijn. Het automatisch toevoegen van een desinfectans via de pomp is dan aangewezen. Als aan het water geen desinfectans wordt toegevoegd (bij handmatige vulling), dient na gebruik het bad zelf gereinigd en gedesinfecteerd te worden. Indien het water door opeenvolgende patiënten wordt gebruikt, moet het water gedesinfecteerd worden. Dit kan op diverse manieren, bijvoorbeeld:
- met natriumhypochloriet;
- met natriumdichloorisocyanuraat (chloortabletten);
- door ionisatie van keukenzout in Na+ en Cl-.

Het zogenaamde vrije chloor zorgt bij deze middelen voor de desinfectie. Op verdere details zal hier niet worden ingegaan.
Of desinfectie adequaat geschiedt, kan met behulp van verschillende tests gecontroleerd worden:
- bepaling van het 'vrije chloor'gehalte;
- pH-meting;
- bepaling van het kiemgetal van het water door middel van kweek.

Aangezien het een en ander sterk met elkaar samenhangt, zullen deze controles meestal in combinatie met elkaar worden uitgevoerd volgens een vastgesteld schema.
De normen die hierbij gehanteerd worden zijn dezelfde als in het Besluit tot uitvoering van de Wet hygiëne en veiligheid badinrichtingen en zwemgelegenheden (Stb. 1994). Zo wordt een norm van 0,5 mg/l vrij chloor aangehouden voor de juiste desinfectie bij een pH tussen de 6,8 en 7,8 omdat het desinfecterende vermogen van het vrije chloor dan optimaal is. Voor de hoeveelheid micro-organismen geldt 100 kolonievormende eenheden per milliliter (kve/ml), waarbij geen pathogene micro-organismen mogen worden aangetroffen zoals *Enterobacteriaceae*. Binnen het ziekenhuis wordt de aanwezigheid van pseudomonaden in deze baden onaanvaardbaar geacht.
De resultaten van het desinfectieproces kunnen negatief beïnvloed worden door:

- ammonia, afkomstig van urine (stijging pH);
- vetten, afkomstig van bijvoorbeeld bodylotion (binding vrij chloor).

Instructie aan de patiënt is daarom even belangrijk als een goede mechanische reiniging van het bad en desinfectie van het water.

De zogenaamde oefenbassins hebben over het algemeen een continue verversing van het water, de delta- en vlinderbaden niet. Het is aan te raden, indien niet voor iedere patiënt schoon water wordt gebruikt, eenmaal per week het water van de delta- of vlinderbaden volledig te verschonen indien er geen continue aan- en afvoer van water is. Uiteraard dienen de vloeren van de ruimten waarin zich de baden bevinden, regelmatig gereinigd te worden.

Om uitgroei van *Legionella* te voorkomen dienen douches doorgespoeld te worden voor gebruik.

12.7.4 Bekkenbodemtherapie

Training en behandeling van incontinentie behoren ook tot de werkzaamheden van de fysiotherapeut. Er worden anale en vaginale sondes of probes ingebracht bij patiënten. Deze dienen na elk gebruik gereinigd en gedesinfecteerd te worden waarbij extra aandacht moet worden besteed aan moeilijk bereikbare, en dus moeilijk te reinigen, plaatsen zoals de overgang van elektrode naar snoer. Het gebruik van hiervoor ontwikkelde condooms is aan te bevelen maar kan problemen opleveren bij de werking van de apparatuur.

12.7.5 Ultrageluidstherapie

Bij ultrageluidstherapie wordt gebruikgemaakt van een geluidsbron die hoogfrequente golven uitzendt, voor ons gehoor niet waarneembaar. Op deze wijze kunnen in bepaalde gevallen ontstekingsreacties aan gewrichten behandeld worden. Ook decubitus wordt soms op deze wijze behandeld. Aangezien er een direct contact is tussen de kop van het apparaat en de huid van de patiënt, bestaat de mogelijkheid dat op deze wijze micro-organismen worden overgebracht van de ene patiënt naar de andere. Om dit te voorkomen, dient de kop van het apparaat, na verwijdering van het geleidingsmiddel, gedesinfecteerd te worden met alcohol 70%. Het is aan te bevelen een geleidingsmiddel (gel) uit een tube of flacon te gebruiken, om kans op besmetting van de gel uit te sluiten.

12.7.6 Elektrotherapie

Elektrotherapie wordt toegepast als pijnbestrijding en bij het stimuleren van spieren. De elektroden worden op de huid aangebracht met vochtige sponsjes. Na elk gebruik moeten de sponsjes met behulp van een zeepoplossing worden gereinigd en zorgvuldig gedroogd vóór toepassing bij een volgende patiënt. De sponsjes regelmatig vervangen. In sponsjes die vochtig bewaard worden, kunnen micro-organismen zich vermenigvuldigen, waardoor ze voor patiënten met een verminderde weerstand een besmettingsbron kunnen vormen.

Sponsjes gebruikt bij patiënten met een besmettelijke huidaandoening, bijvoorbeeld een herpes-zosterinfectie, dienen na gebruik te worden weggegooid.

12.7.7 Oefenmateriaal voor longpatiënten

Het oefenmateriaal voor longpatiënten omvat een breed scala van apparatuur, zoals: longvolumetrainers, doderuimtevergroters, pepmaskers en soms ook vernevelapparatuur. Vernevelapparatuur wordt beschreven in paragraaf 12.2.

De longvolumetrainers worden per patiënt gebruikt (disposable). Toch is het aan te bevelen deze materialen in combinatie met een bacteriefilter te gebruiken, aangezien longvolumetrainers soms wekenlang gebruikt worden. Doderuimtevergroters en pepmaskers moeten, na gebruik door een patiënt, gesteriliseerd worden.

In veel gevallen worden deze materialen ook door de patiënt thuis gebruikt, waarbij het van belang is dat de fysiotherapeut de patiënt inlicht over de reiniging van de apparaten, de infectierisico's en het voorkómen daarvan. Dit is vooral belangrijk bij het gebruik van vernevelapparatuur, ook van medicijnvernevelaars. De door deze apparatuur gevormde aerosolen, die bij onjuiste reiniging en desinfectie micro-organismen bevatten, kunnen in de diepere luchtwegen van de patiënt terechtkomen en een pneumonie veroorzaken.

Wat betreft het bronchiaaltoilet, dat vaak door de fysiotherapeut bij een patiënt op een verpleegafdeling wordt uitgevoerd, wordt verwezen naar paragraaf 12.2.

Cystic fibrose

Een speciale patiëntenpopulatie die gebruikmaakt van de faciliteiten van de fysiotherapeut, zijn de cystic fibrosepatiënten. In toenemende mate wordt bij deze patiënten het contact onderling ontmoedigd om overdracht van voor hen zeer belastende micro-organismen te voorkomen. Dit heeft onder andere tot gevolg dat deze patiënten in isolatie worden verpleegd indien zij opgenomen zijn. Ook op de polikliniek en de afdeling fysiotherapie is een strategie ontwikkeld om deze patiënten zo min mogelijk met elkaar in contact te laten komen.

Literatuur

Abrutyn, E., D.A. Goldmann & W.E. Scheckler (eds), 'Guidelines for infection control in respiratory care'. In: Saunders Infection Control Reference Service. WB Saunders Company, Philadelphia 1998, pp. 520-522.

Andriessen, J., 'Wondbehandeling B Behandelingsmethoden en middelen'. In: *Pharmaceutisch Weekblad* 126 (1991), nr. 3, pp. 76-81.

Broek, P.J. van den, 'Infectiepreventie na 2000'. In: Tijdschrift voor hygiëne en infectiepreventie 99 1999, nr. 6, pp.155-157.

Brugh, M. aan de & M. Enserink, 'Het naderend einde van het Antibiotica-tijdperk, de bacteriën slaan terug'. In: *Intermediair* 30 (1994), nr. 41.

CDC: reduced susceptibility of *Staphylococcus aureus* to vancomycin. Japan 1996. *MMWR* 46 (1997), nr. 46, pp. 624-640.

Centraal Begeleidings Orgaan voor de Intercollegiale Toetsing, *Consensus Preventie Ziekenhuisinfecties*. Syllabus 63, CBO, Utrecht 1989.

Centrale Sterilisatie Club, Vereniging voor Hygiëne en Infectiepreventie in de Gezondheidszorg e.a., *Vermijden van infekties door steriliseren in ziekenhuizen en industrie*. Diaserie en Werkboek, Mölnycke Nederland, Postbus 312, 1180 AH Amsterdam.

Cooke, E.M., 'Epidemiology of foodborne illness: UK'. In: *The Lancet* 336 (1990), pp. 790-793.

Craven, D.E., M.J. Conolly, D.A. Lichtenberg, P.J. Primeau & W.R. McCabe, 'Contaminations of mechanical ventilators with tubing changes every 24 or 48 hours'. In: *The New England Journal of Medicine* 306 (1982), nr. 25, pp. 1506-1509.

Doyle, M.P. 'Pathogenic Escherichia coli, Yersinia enterocolitica, and Vibrio parahaemolyticus.'. In: *The Lancet* 336 (1990), pp. 1111-1115.

Gantz, N.M., G.M. Presswood, R. Goldberg & G. Doem, 'Effect of Dressing type and change interval on Intravenous Therapy complication rates'. In: *Diagnostic Microbiology and Infectious Disease* 1984, nr. 2, pp. 325-333.

Geubbels, E.L.P.E. et al., RIVM-rapport 212200007 PREZIES: Preventie van Ziekenhuisinfecties door Surveillance Deelcomponent postoperatieve wondinfecties 1997-1998. RIVM, Bilthoven 1999.

Geubbels, E.L.P.E. et al., RIVM-rapport 212200008 PREZIES: Preventie van Ziekenhuisinfecties door Surveillance Component infecties op de Intensive Care 1997-1998. RIVM, Bilthoven 1999.

Grobbe, D.E. & A. Hofman, 'Epidemiologie der ziekten in Nederland'. In: Vandenbroucke-Grauls, C.M.J.F. (red.), *Ziekenhuisinfecties*. Wetenschappelijke uitgeverij Bunge, Utrecht 1989, pp. 148-151.

Gross, P.A. & C. van Antwerpen, 'Nosocomial Infections and Hospital Deaths'. In: *American Journal of Medicine* 75 (1983), pp. 658-661.

Haley, R.W., 'Endemic and epidemic infection'. In: Bennett, J.V. & P.S. Brackman (eds), *Hospital Infections*. Little, Brown and Company, Boston/Toronto 1986[2], pp. 360-372.

Haley, R.W., et al., 'The efficacy of infection surveillance and control programs in preventing noscomial infections in US hospitals'. In: *American Journal of Epidemiology* 121 (1985), nr. 2, pp. 182-204.

Herziene richtlijnen ter preventie en bestrijding van ziekenhuisinfecties. Advies Gezondheidsraad 1976, nr. 1057/72/RA.

Huisman, J., *Microbiële voedselvergiftiging en voedselinfectie*. Stafleu's Wetenschappelijke Uitgeversmaatschappij, Alphen a/d Rijn/Brussel 1980.

Hygiëne in zwemgelegenheden. Publicatie van de Gezondheidsraad, nr. 1989/14.

Ibelings, M.S. & H.A. Bruining, 'Nederlandse resultaten van het Europese prevalentieonderzoek naar infecties tijdens intensive care (EPIIC). I. Wie loopt risico'. In: *Nederlands Tijdschrift voor Geneeskunde* 138 (1994), nr. 45.

Ibelings, M.S. & H.A. Bruining, 'Nederlandse resultaten van het Europese prevalentieonderzoek naar infecties tijdens intensive care (EPIIC). II. Aard van de infecties'. In: *Nederlands Tijdschrift voor Geneeskunde* 138 (1994), nr. 45.

Johnston, A.M., 'Veterinary sources of foodborne illness'. In: *The Lancet* 336 (1990), pp. 856-858.

Kalmar, P. & R.H. Steinhagen, 'Chirurgische Händedesinfektion mit alcoholischen Einreibepräparaten'. In: *Der Chirurg* 1984, nr. 55, pp. 280-287.

Kerver, A.J.H., *Nosocomial Infections and Infection Prevention in Surgical Intensive Care Patients*. Thesis, Utrecht 1988.

Klingeren, B. van & A. Manten, 'Desinfectantia'. In: Lammers, W., F.A. Nelemans & E.J. Siderius (red.), *Algemene farmacotherapie, het geneesmiddel in theorie en praktijk*. Stafleu's Wetenschappelijke Uitgeversmaatschappij, Alphen a/d Rijn 1980[4], pp. 796-805.

Klingeren, B. van, 'Antiseptische toepassing van desinfectantia'. In: *Nederlands Tijdschrift voor Geneeskunde* 131 (1987), nr. 44.

Klingeren, B. van, et al., 'Desinfectie en sterilisatie in de algemene praktijk'. In: *Nederlands Tijdschrift voor Geneeskunde* 132 (1988), nr. 46.

Klundert, J.A.M., van de, 'Zeventig jaar antibiotica: het einde van een tijdperk?'. In: *Tijdschrift voor hygiëne en infectiepreventie* 99 (1999), nr. 6, pp. 158-160.

KNCV Tuberculosefonds. Richtlijnen met betrekking tot de behandeling en preventie van multiresistente tuberculose in Nederland. Commissie Multiresistente tuberculose (KNCV) 1993.

Ligtvoet, E.J., 'Aantal ziekenhuisinfecties kan drastisch omlaag'. In: *NRC*, 3 mei 1988.

Lund, B.M., 'Foodborne disease due to Bacillus and Clostridium species'. In: *The Lancet* 336 (1990), pp. 982-986.

Maki D.G. & L.A. Mermel, 'Infections due to infusion therapy'. In: Bennett, J.V. & P.S. Brachman, *Hospital infections*, 4th ed. Lippincroft-Raven, Philadelphia 1998.

Maki, D.G., D.A. Goldman & F.S. Rhame, 'Infection Control in Intravenous therapy'. In: *Annals of Internal Medicine* 79 (1973), pp. 867-887.

Martone W.J., 'Spread of vancomycin-resistant enterococci: why did it happen in the United States'. In: *Infection Control and Hospital Epidemiology* 19 (1998), pp. 539-545.

Meij-de Leur, A.P.M. van der, *Van olie en wijn. Geschiedenis van verpleegkunde, geneeskunde en sociale zorg*. Bohn, Scheltema & Holkema, Utrecht/Antwerpen 1987[4].

Mermel, L.A., 'Infectious complications of Swan-Ganz pulmonary artery catheters'. In: *American Journal of Respiratory and Critical Care Medicine* 49 (1994), pp. 1020-1036.

Mintjes-de Groot, A.J., *Surveillance en preventie van ziekenhuisinfecties in Nederland, 10 jaar ervaring in een algemeen ziekenhuis*. Proefschrift Erasmus Universiteit, Rotterdam, 1996.

Mintjes-de Groot, A.J., C.A.V. van Hassel, J.A. Kaan, R.P. Verkooyen & H.A. Verbrugh, 'Impact of hospital-wide surveillance of nosocomial infections in an acute-care hospital in the Netherlands'. In: *Journal of Hospital Infection* (2000), nr. 46, pp. 36-42.

Nationale Raad voor de Volksgezondheid/College voor Ziekenhuisvoorzieningen, *Advies Planning Intensive Care*. Zoetermeer, maart 1988.

RIVM Kadergroep Richtlijnen, *Richtlijnen Steriliseren en Steriliteit* 1984-1989, Samsom Stafleu, Alphen a/d Rijn.

Roberts, D., 'Sources of infection: food'. In: *The Lancet* 336 (1990), pp. 859-861.

Skirrow, M.B., 'Campylobacter', *The Lancet* 336 (1990), pp. 921-923.

Slade, N. & W.A. Gillespie, *The urinary tract and the catheter. Infection and other problems*. John Wiley, Chichester 1985.

Smith, P.W. & R.M. Massanari, 'Room Humidifiers as the source of Acinetobacter infections'. In: *Journal of the American Medical Association* 237 (1977), nr. 8.

Soule, B.M. (ed.), *The APIC Curriculum for infection Control practice*. Kendall/Hunt Publishing Co., Dubuque (Iowa) 1983.

Stichting Werkgroep Infectie Preventie, Leids Universitair Medisch Centrum, *Richtlijnen*:

- *Accidenteel bloedcontact algemeen*, juli 2005.
- *Beademing*, juli 2007.
- *Beheersplan Luchtbehandeling voor de operatieafdeling*, maart 2005.
- *Beleid Reiniging, Desinfectie en Sterilisatie*, mei 2005.
- *Beleid reiniging, desinfectie en sterilisatie*, mei 2005.
- *Bewaren en transporteren van gebruikt instrumentarium voor sterilisatie*, september 2007.
- *Gebruik van uitzuigapparatuur, uitzuigen en verzorging tracheacanule*, juni 1994.
- *Handhygiëne medewerkers*, oktober 2007.
- *Intravasale therapie*, februari 2006.
- *Maatregelen tegen overdracht van bijzonder resistente micro-organismen (BRMO)*, december 2005.

- *MRSA, ziekenhuis*, september 2007.
- *Persoonlijke hygiëne medewerkers in de intramurale gezondheidszorg en de thuiszorg*, oktober 2006.
- *Preventie van besmetting met tuberculose in ziekenhuizen*, april 2004.
- *Reiniging en desinfectie van endoscopen*, maart 2005.
- *Reiniging en desinfectie van ruimten, meubilair en voorwerpen*, oktober 2007.
- *Ultrasone reiniging*, juli 2006.
- *Veilig werken bij hemodialyse*, januari 2007.
- *Veilig werken in de fysiotherapie*, december 2003.
- *Vernevelaars en verdampers*, december 2003.

Todd, E., 'Epidemiology of foodborne illness: North America'. In: *The Lancet* 336 (1990), pp. 788-790.

Tranter, H.S., 'Foodborne staphylococcal illness'. In: *The Lancet* 336 (1990), pp. 1044-1046.

Verbrugh, H.A., A.J. Mintjes-de Groot & R.P.A.J. Verkooyen, 'Registratie en preventie van ziekenhuisinfecties in een algemeen ziekenhuis'. In: *Nederlands Tijdschrift voor Geneeskunde* 134 (1990), nr. 10, pp. 490-495.

Wenzel, R.P. (ed.), *Prevention and Control of Nosocomial Infections*. Williams & Wilkins, Baltimore 1986.

Websites

Stichting Werkgroep Infectie Preventie www.wip.nl
Vereniging voor Hygiëne en infectiepreventie www.vhig.nl

Over de auteurs

mw. dr.. A.H. Brandenburg, *arts-microbioloog*
Laboratorium voor de Volksgezondheid Friesland, Leeuwarden

prof. dr. J.E. Degener, *arts-microbioloog*
Universitait Medisch Centrum Groningen

mw. C.M. Taal, *hygiënist*
Hygiëne Consult Nederland

mw. G.V.M. Koopmans-Zwanenburg, *hygiënist*
consulent, Den Haag

mw. Th.A. Laarman-Trumpie, *hygiënist*
Hagaziekenhuis, Den Haag

mw. H.M.M. Meester, *hygiënist*
VU Medisch Centrum, Amsterdam

dr. J.P. van de Merwe, *internist-immunoloog*
Erasmus Medisch Centrum, Rotterdam

mw. dr. A.J. Mintjes
Directeur LEVV

mw. C.J. Oostlander-den Dekker, *voorheen hygiënist*
Zeister Ziekenhuis, Zeist

mw. Y.M. van Ouwerkerk, *hygiënist*
Hagaziekenhuis, Den Haag

mw. J.L. Paardekooper, *hygiënist*
consulent, Den Haag

mw. drs. I.J.M. Sengers, *hygiënist*
kwaliteitsadviseur Osiragroep, Amsterdam

dr. H. Sonderkamp, *arts-microbioloog*
Venlo

drs. S. Terpstra, *hygiënist*
Ziekenhuis Nij Smellinghe, Drachten

mw. prof. dr. C.M.J.E. Vandenbroucke-Grauls, *arts-microbioloog*
VU Medisch Centrum, Amsterdam

prof. dr. H.A. Verbrugh, *arts-microbioloog*
Erasmus Medisch Centrum, Rotterdam

R. Vissinga, *kwaliteitsfunctionaris*
Ziekenhuis De Tjongerschans, Heerenveen

Register

rinted in the United States
y Bookmasters